U0116535

空葫蘆

中醫心理治療

邱鴻鐘 主編

商務印書館

空葫蘆——中醫心理治療

主　　編：邱鴻鐘
副 主 編：梁瑞瓊
編　　委：馬利軍 黃時華 任濱海 圖　雅 龔文進 魯丹鳳
秦　凱 韓小燕 楊淩運 王苑芮 陳曉芸 陳泳如
池思曉 劉婉娜 林冬霓 肖湘雲 吳志雄
責任編輯：徐昕宇
封面設計：張　毅
出　　版：商務印書館（香港）有限公司
香港筲箕灣耀興道3號東滙廣場8樓
http://www.commercialpress.com.hk
發　　行：香港聯合書刊物流有限公司
香港新界大埔汀麗路36號中華商務印刷大廈3字樓
印　　刷：陽光印刷製本廠有限公司
香港柴灣安業街3號新藝工業大廈6字樓G及H座
版　　次：2011年1月第1版第1次印刷
© 2011 商務印書館（香港）有限公司
ISBN 978 962 07 3401 4
Printed in Hong Kong
版權所有　不得翻印

序　言

聽故事是每一個人從兒時就特別喜歡的事情，故事不僅情節離奇，而且結局常出乎意料，令人驚奇或回味無窮，甚至留下終身難忘的記憶。這本書中講述的關於中醫心理治療的故事，都是古人在醫案等史籍文獻中記載下來的，但因為時間相隔久遠，中醫文言語義與現代心理學語義之間對譯的困難，使得這些古代醫家軼事所隱含的學術價值與人文意義被歷史的塵埃所遮蔽。本書試圖拂去歷史的塵埃，運用現代心理學和精神醫學的眼光，重新解讀這些古老的心理故事。我們這樣做，不只是希望讓今人能讀懂這些故事的意思，更希望通過中西醫的比較，展示中國人的生活智慧，揭示傳統中醫心理學的科學內涵，及其獨立於西方心理學的文化特質。

人類學和文化心理學的研究告訴我們，在地球上，凡是有人的地方就有心理疾病的存在。各種心理疾病及其治療手段自古以來就已經見諸於各種文獻的記載，但比較就會發現，傳統中醫治療心理疾病的理論與方法與西方臨床心理學和精神醫學很不一樣。這些具有中國民族特色的心理治療不僅簡、便、廉、效，而且即使在今天看來，仍對西方人具有極大的吸引力，甚至成為一種可以與西方心理學形成強烈對比且極具競爭力的學術範式，這不能不令人感到無比驚奇。

科學家愛因斯坦和心理學家榮格都曾表達過這種對中國文化成就的驚奇感。愛因斯坦曾這樣説過：“西方科學的發展是以兩個偉大的成就為基礎的，那就是希臘哲學家發明的形式邏輯體系，以及通過系統的實驗發現有可能找出因果關係。在我看來，中國的賢哲沒有走上這兩步，那是用不着驚奇的。令人驚奇的倒是這些發現（在中國）全都做出來了。”榮格也認為，中國人不僅先於西方發現了無意識，而且先於他發現了與深蘊的無意識對話的治療藝術。同樣，我們可以在閱讀本書的故事中發現，中醫較早西方建立了認知療法、精神分析法、釋夢的方法、暗示療法、衝擊療法、音樂療法、藝術療法等等心理治療方法，這不能不説是令我們國人感到自豪的事情。

中醫心理學是中醫學體系的有機組成部分，不可避免地會隨着中醫學體系的興衰而浮沉。近代以來，在西學東漸文化背景下的中醫現代化進程中，中醫心理學的思想和臨床技術被嚴重地忽略了。事實上，缺少了中醫心理學的中醫是非常不完整的，以人為本的中醫人文主義精神恰好是中醫最精華的東西，對於醫治現代醫學中的科學主義痼疾具有極現實的意義。所以，復興中醫心理學應當成為當代中醫的重要任務之一。

我們從大量的古代醫案、史籍等文獻中搜集、整理出較有代表性的中醫心理治療案例 59 個，並從現代醫學角度，加以分析解讀，使之成為一本中醫心理學的普及型讀物。這樣一本書，當然無法承擔復興中醫心理學的重任。一方面，我們是希望通過對這些案例的重新解讀，在輕鬆活潑的文字中，賦予其更科學、更嚴謹的含義，從而引發更多人對中醫心理學的興趣和更深入的研究。另一方面，也算是我們為中醫心理學的普及和發展，盡自己的一份綿薄之力吧。

本書能夠在香港出版，首先，應感謝香港商務印書館提出的選題和積極支持出版的熱情；其次，要感謝廣州中醫藥大學應用心理學系師生們的積極響應和參與。在此，謹對所有參與本書編寫與出版的朋友表示衷心的謝意。

邱鴻鐘

2010 年 10 月 16 日

目　錄

序　言 iii

一、先秦至隋唐 1

1. 神醫扁鵲的換心術 2
2. 齊湣王思慮成疾 6
3. 杜宣杯弓蛇影 10
4. 華佗怒激郡守 14
5. 郗愔癡迷信道患腹疾 18
6. 王妃思夫成心疾 21
7. 隋煬帝貪色致病 24
8. 婦人疑心蟲作祟 27
9. 書生幻聽喉有聲 30

二、宋遼金元 35

10. 男子幻覺見物如獅 36
11. 歐陽修彈琴解憂疾 39
12. 龐安時燒灰療疾 43
13. 蘇東坡妙語療耳疾 47
14. 監軍悲思成疾 51
15. 董書生臥眠神魂離體 54
16. 耶律敵魯以意療洩熱毒 57
17. 張子和衝擊療法平驚嚇 61
18. 張子和以怒勝思療失眠 65
19. 張子和以喜勝怒療癲狂 69

20. 張子和以謔散氣結 73
21. 張子和巧治狂癲之症 77
22. 楊醫生移精變氣止洞泄 81
23. 莊醫生以恐勝喜治怪疾 84
24. 王中陽順意從慾療心病 87
25. 周真以驚嚇治舌縱 91
26. 羅知悌濟貧解鬱救病僧 95
27. 富家女嗜香成癖 99
28. 朱丹溪順志從慾治鬱證 102
29. 朱丹溪妙激思夫女 106

三、明代 111

30. 小兒患相思之疾 112
31. 張景岳以嚴動神治癲狂 115
32. 張景岳巧語釋詐病 119
33. 張至和醫病勸互信 123
34. 秦昌遇妙計泄疹毒 127
35. 張鶴騰閉目靜坐眼疾癒 131
36. 朱包蒙發泡成瘡療心疾 134
37. 袁體庵以恐勝喜疾自癒 138
38. 女子思母致病 142
39. 徐迪以羞辱刺激治強迫 146
40. 巡道過喜致厭食 150
41. 鹽販失財嘔血險喪命 154
42. 汪石山以錫代銀解憂憤 158
43. 士人醉飲污水疑蟲患 161
44. 妙法催嘔治酗酒 165
45. 小兒跌落眼倒視 169
46. 孕婦幻聽胎兒啼 173

47. 沈君魚患畏死之症 176
48. 女童氣機內閉發痘疹 180
49. 楊貴亨移情妙法治眼疾 184

四、清代 189

50. 顏中醫治病除阻抗 190
51. 狀元郎大喜患心疾 194
52. 葉天士巧醫貧病 197
53. 葉天士手擦足心治目疾 201
54. 葉天士擊鼓醒脾療睡病 205
55. 李建昂以怒解鬱 209
56. 官員之子以事實釋心病 213
57. 邱汝誠羞辱療法治奇疾 217
58. 法靖巧釋閨閣女奇夢 220
59. 小兒戀物不乳食 223

後記 227

主要參考資料 237

一

先秦至隋唐

1. 神醫扁鵲的換心術

心故事

戰國時期，魯國人公扈和趙國人齊嬰都患有疾病，兩人同向神醫扁鵲求治。扁鵲予以施治，兩人的病都痊癒了。但扁鵲卻對他們說："你倆以前的病，是從外部侵入臟腑的，所以用藥物、針灸治療就可以了。但如今你們還有一種從胎裏先天帶來的病，而且這病與身俱長。現在我來給你們治療，怎樣？"二人從未料到自己還有這樣的疾病，便半信半疑地問："我們想先聽聽病情和療效再說。"扁鵲說："公扈你志強而氣弱，所以多慮而寡斷；齊嬰則志弱而氣強，所以凡事欠深思熟慮而常專斷。若將你們兩人的心互換一下，那就雙方都完美了。"

經兩人同意後，扁鵲就給他們喝了麻醉的藥酒，兩人昏睡了整整三天。這時扁鵲給他們剖胸探心，做了換心的手術，繼而又用了些藥物進行調理。不久兩人蘇醒如初，便向扁鵲告辭回家了。不料想，公扈回到齊嬰的家裏，想親近妻子與孩子，但妻兒不認識他；而齊嬰也回到公扈的家，想親近妻子與孩子，妻兒也不認識他。這兩家因此而打上了官司，官府無法裁決，只得請扁鵲來解釋。扁鵲說明了事情的前因後果，這兩家的訴訟才算罷休。

經典原文

魯公扈、趙齊嬰，二人有疾，同請扁鵲求治，扁鵲治之同癒。謂曰："汝曩之所疾自外而干臟腑，固藥石之所已。今有偕生之病與體偕長，為汝攻之，何如？"二人曰："願先聞其驗。"扁鵲謂公扈曰："汝志強而氣弱，故足於謀而寡於斷；齊嬰志弱而氣強，故少於慮而傷於專。若換汝二人之心，則均於善矣。"遂飲二人毒酒，迷死三日，剖胸探心，易而置之，投以神藥，既寤如初。二人辭歸。於是公扈反齊嬰之室，而有其妻子，妻子弗識。齊嬰亦反公扈之室，有其妻子，妻子亦弗識。二室因相與訟，求辨於扁鵲。扁鵲辨其所由，訟乃已。

——晉・佚名《列子・湯問》

中醫心法

扁鵲是傳說中創造麻沸散（麻醉藥），能開胸剖腹，善於外科的神醫，但是按照古代醫學的水平，當時還沒有解決血型、輸血、接駁血管等基本的外科技術，更不可能進行心臟移植手術。因此，上述故事只可能是神化的傳說而已。那麼，怎樣合理地解釋這個傳說，或者說讓兩人飲下麻醉藥酒，迷死三日有何意義呢？事實上，這個案例的特殊之處在於：兩人同時求醫於扁鵲，而且兩人性格、體質相異卻具有很大的互補性，即一個"志強而氣弱，謀而寡於斷"；一個"志弱而氣強，少於慮而傷於專。"如果給兩人互換其心則為雙贏。然而，真的換心不僅是不可能的，而且也不能解決兩人的性格和體質缺陷的問題。

因此，扁鵲之言只能理解為是一種心理矯治的隱喻。但是，悟性不高的患者是很難明白扁鵲用心良苦的勸喻的，即使是明白了，通常患者對心理矯治也是非常抗拒的。臨床心理諮詢中常見的情形就是病人對着醫生笑一笑，説：“你説的我早已明白，但是……”結果仍然我行我素，毫無改進。扁鵲的高明之處，就在於他深知這種涉及到性格缺陷的病人很難自覺改變行為方式，於是基於古代“心主血脈，主神明”這種非常普遍的民俗信仰，他聲稱可以通過換心術，實現兩人性格和體質的互換互補。他給病人服下他發明的麻醉藥酒，讓其暫時喪失意識，迷睡三日，也許還可能真的在患者胸前皮膚上劃上一道淺淺的傷口。結果我們可想而知，病人真的以為他們互換了心。從今以後，在這種心理手術暗示和術前醫生的語言暗示之下，他們真的表現出一種新的人格和行為方式。

至於故事最後的情節，可能是想證明兩人自換心術後性格和行為真的發生了很大的改變，一切舊的記憶被遺忘，印證了術前扁鵲所説的互換了人格的預言。

知識拓展

名醫介紹

扁鵲是春秋戰國時期的名醫，也是第一個在中國史書上被立傳的醫家。有兩個人記載了他行醫的故事，一是《列子•湯問》，列子名叫列御寇，是春秋時代的人，學術界認為《列子》一書託名於列御寇，實偽出於晉代，但其中收集和保存了許多古代史料還是很有歷史和學術價值的。二是司馬遷在《史記》中寫的《扁鵲列傳》。從時間上看，司馬遷為之立傳的“扁鵲”，叫秦越人，是春秋戰國時期渤海郡（今河北任丘縣）人，傑出的醫學家。秦越人與列子筆下的扁鵲，相差約 100 年左右，是否為同一人還有待考證。即便是《史記・扁鵲列傳》所記載的扁鵲，其主要行醫事跡的年代彼此相距遙遠，亦是真假難辨。此外，在《鶡冠子》、《周易參同契》等書中還有一些關於扁鵲的記載，差異亦很大。因此，有人認為扁鵲實際上可能只是春秋戰國時代許多名醫的化身或代稱而已。

2. 齊湣王思慮成疾

心故事

戰國時，齊國國君齊湣王患了鬱證，終日悶悶不樂、茶飯不思，多方醫治也不見好轉，病情不斷加重。王后和太子心急如焚。這時，聽說宋國有位名醫叫做文摯，善於治療各種疑難雜症，太子便趕忙派人前去延請。

文摯來到齊國，從側面觀察了齊王的病情，對太子說："大王的病肯定可以治好。但我將大王的病治好了，大王就一定會殺死我。"太子非常驚訝，忙問："那是何故？"文摯回答說："不激怒大王，病就不能治好；而激怒了大王，我就肯定會死。"太子叩頭執意請求說："如果您治好了我父王的病，我和母后會拼死勸諫父王，讓他寬赦您。父王肯定會因為寵幸我和母后而聽從勸諫，先生不必擔心。"文摯說："那好，我就冒死為大王治病吧。"

於是，文摯與太子約好了給齊王看病的日期，但卻連續三次爽約，齊王已是十分生氣。第四次，文摯姍姍來遲，並且不脱鞋就站到床上，踩着齊王的衣服，詢問齊王的病情，齊王強忍憤怒不説話。文摯見狀，再次出言不遜，重重地激怒齊王。齊王終於忍無可忍，起身大聲斥責文摯。一番發洩之後，齊王的鬱證反而好了。

病體雖然痊癒，但齊王固執地認為文摯在自己面前過於放肆，十分不敬，下令將文摯活活煮死。太子和王后急忙勸阻，但糊塗的齊王執意不肯赦免文摯，一代名醫就這樣被齊王殺害。

經典原文

齊王疾痏，使人之宋迎文摯。文摯至，視王之疾，謂太子曰："王之疾必可也，雖然王之疾已，則必殺摯也。"太子曰："何故？"文摯對曰："非怒王則疾不可治，怒王則摯必死。"太子頓首強請曰："苟已王之疾，臣與臣之母以死爭之於王，王必幸臣與臣之母，願先生之勿患也！"文摯曰："諾，請以死為王。"與太子期，而將往不當者三，齊王固已怒矣。文摯至，不解履登床，履王衣問王之疾。王怒而不與言，丈摯因出固辭以重怒王。王叱而起，疾乃遂已。王大怒不悦，將生烹文摯，太子與王后急爭之不能得，果以鼎生烹文摯。

——戰國秦・呂不韋《呂氏春秋・至忠篇》

中醫心法

據説，齊湣王的父親齊宣王頗有政績，齊湣王繼位後，總想着像父親那樣開創一番偉業，而現實總是不盡如人意。慢慢地，齊湣王便患上了鬱證，按現代醫學的診斷標準來看，此病當屬"抑鬱"狀態。臨床主要表現為情緒低落，悶悶不樂，缺乏活力和生活興趣，食慾差，伴嗜睡。

中醫認為，七情內傷，臟腑機能失調是其致病機理。中醫理論認為，喜、怒、憂、思、悲、恐、驚七種情志變化，是人體對客觀事物的不同反映。在正常情況下，七情一般不會使人致病，但突然、強烈或長期持久的情志刺激，超過正常的生理活動範圍，就會使人體氣機紊亂，臟腑陰陽氣血失調，即有"怒則氣上，喜則氣緩，悲則氣消，恐則氣下，驚則氣亂，思則氣結"，從而導致疾病的發生。中醫所説："怒傷肝，喜傷心，思傷脾，悲傷肺，恐傷腎。"就是指此。

在本案例中，齊湣王的病屬於"思之無已，則係戀不釋，神留不散，故氣結也。"即過度思慮，注意力高度集中於某事，尤其是令人煩惱的事，會使意識域狹窄，俗稱"鑽牛角尖"，導致"氣結"。文摯運用了中醫"情勝療法"來治療齊王的鬱證。情勝療法就是利用情志的相剋原則，激發一種情緒，以克制另一種過度的情志障礙，並對其相關聯的軀體障礙施以治療性影響的治療方法。文摯認為齊王的病是由思慮過度所致，根據《黃帝內經》中提出的："悲勝怒，怒勝思，思勝恐，恐勝喜，喜勝悲"理論，針對齊王的病因病機，利用"怒則氣上"及"怒勝思"的機制，通過激怒齊王，從而引發肝氣升發，促進氣血運行，達到解鬱的療效。

知識拓展

中醫關於鬱證的分型與治療

抑鬱在現代心理諮詢與治療中已是相當常見，而在古代醫案中同樣不少。據中醫學者對歷代中醫心理治療案例的研究，七情致病中，以"憂"和"思"為最多，在心理疾病中以鬱證為最多。

中醫認為鬱證的主要病因為肝失疏泄、脾失健運、心失所養。雖然鬱證與肝、脾、心三個臟腑皆有相關，但因人而異，各有側重。肝氣鬱結多與氣、血、火相關，而食、濕、痰主要關係於脾，虛證則與心神失養、心血不足、心陰虧虛有關；有些鬱證亦屬於正虛邪實，虛實夾雜的複雜情況。鬱證初病在氣，久病及血，故氣滯血瘀的證候在臨床上十分常見。鬱證日久不癒，往往損及脾、腎，造成陽氣不振、精神衰退證候。

鬱證症狀多樣，如《景岳全書·鬱證》所言："憂鬱傷脾而吞酸嘔噁"；"若憂鬱傷脾肺而睏倦、怔忡、倦怠食少"；"若憂思傷心脾，以致氣血日消，飲食日減"。再如《赤水玄珠·鬱證門》所云："心鬱者，神氣昏昧，心胸微悶，主事健忘"；"肝鬱者，兩脅微膨，噯氣連連有聲"；"脾鬱者，中脘微滿，生涎少食，四肢無力"；"肺鬱者，皮毛燥而不潤，欲嗽而無痰"；"腎鬱者，小腹微硬，精髓乏少，或濁或淋，不能久立。"等等。

中醫臨床治療鬱證常用的方劑有柴胡舒肝散、逍遙散、四逆散、小柴胡湯、甘麥大棗湯等。針灸可選百會、印堂、足三里、三陰交等穴位。

3. 杜宣杯弓蛇影

心故事

東漢中葉，著名學者應劭的祖父應郴曾擔任汲縣（今河南汲縣）縣令，一年夏至，他請主簿（縣衙內辦理文書事務的官員）杜宣來家中飲酒。當時，在擺設酒宴的廳堂北牆上懸掛着一張紅色的弓。由於光線折射，杜宣的酒杯中映入了弓的影子。杜宣以為是一條蛇在酒杯中蠕動，頓時冷汗涔涔。但縣令是他的上司，又特地請他來飲酒，不敢不飲，所以硬着頭皮喝了下去。僕人再斟時，他藉故推卻，起身告辭走了。

回到家裏，杜宣越來越疑心剛才飲下的是有蛇的酒，又感到隨酒入口的蛇在肚中蠕動，頓覺胸腹部疼痛異常，難以忍受，吃飯、喝水都非常困難。家裏人趕緊請大夫來診治，但他服了許多藥，病情還是不見好轉。過了幾天，應郴有事拜訪杜宣，聽說他突然病重，感到很奇怪，便問其根由。杜宣便講了那天飲酒時酒杯中有蛇的事。應郴回到家中，在廳堂裏反復回憶和思考，弄不明白杜宣酒杯裏怎麼會有蛇的。突然，北牆上的那張紅色的弓引起了他的注意。他立即坐在那天杜宣坐的位置上，取來一杯酒，也放在原來的位置上。結果發現，酒杯中有弓的影子，不細細觀看，確實像是一條蛇在蠕動。應郴恍然大悟，馬上命人用馬車把杜宣接來，讓他坐在原位上，叫他仔細觀看酒杯裏的影子，並說："你說的杯中的蛇，不過是牆上那張弓的倒影罷了，沒有其他甚麼怪東西。現在你可以放心了！”杜宣弄清原委後，疑慮立即消失，病也很快痊癒了。

經典原文

予之祖父郴為汲令，以夏至日請見主簿杜宣，賜酒。時，北壁上有懸赤弩，照於杯中，其形如蛇。宣畏惡之，然不敢不飲。其日便得胸腹痛切，妨損飲食，大用羸露，攻治萬端，不為癒。後郴因事過到宣家，窺視問其故，云畏此蛇，蛇入腹中。郴還廳事，思惟良久，顧見懸弩，必是也。則使門下史將鈴下侍徐輦載宣於故處設酒，杯中故復有蛇。因謂宣：“此壁上弩影耳，非有他怪。”宣意遂解，甚夷懌，由是瘳平。

——東漢・應劭《風俗通義・怪神》

中醫心法

本案中當事人軀體上的疼痛和不適是由心理原因所致，是因錯覺和自我暗示所引起的心身反應。心身反應是指伴隨着各種心理情緒狀態所發生的軀體反應。其軀體反應是局限的，且沒有器質性的病理改變。

應郴雖然不是醫生，但卻善於從致病原因着手分析和尋找病由，進而“辨證施治”，有效消除了杜宣的心病。而其他醫生只看到生理層面，他們不問病因病由，只知道進行藥物治療，忽略了致病的心理和社會因素。事實上當事人的病是由於錯把酒杯中弓的影子誤以為是蛇喝了而引起的，這是錯誤的感知引發疑慮、擔心和恐懼，並在自我暗示下產生的軀體反應，完全是心因性的。我國早有古話："心病還需心藥醫"。應郴在問清楚其病因病由後，自己回到事發現場，通過仔細的觀察、思考和分析，找出事情真相，並把杜宣帶到事發現場，現場演示、驗證和解説，證明杜宣看到的"蛇"只是掛在牆上的弓折射在酒杯中的影子，並不是真正的蛇，以此糾正當事人的錯誤感知，並通過語言"你現在可以放心了"來進一步引導當事人回到當下，消除之前因錯誤的感知而導致的疑慮、擔心和恐懼，之前的心理暗示也就此消除。

這種治療方法在現代心理療法中可納入"認知療法"，即通過改變當事人的不合理認知進而消除其負面情緒，促進其正常生理功能的恢復。

知識拓展

認知療法

認知療法是根據人的認知過程，通過認知和行為技術來改變求治者的不良認知，從而達致矯正不良情緒和適應不良行為的心理治療方法。

認知療法試圖通過改變患者對己、對人或對事的看法與態度來改變所呈現的心理問題。由於文化、知識水平及周圍環境背景的差異，人們對問題往往有不同的理解和認知。"認知"是指一個人對一件事或某對象的認知和看法，對自己的看法，對人的想法，對環境的認識和對事的見解等等。

認知療法的基本觀點是：認知過程及其導致的錯誤觀念是行為和情感的中介，適應不良行為和情感與適應不良性認知有關。醫生的任務就是與病人共同找出這些適應不良性認知，並提供"學習"或訓練方法矯正這些認知，使病人的認知更接近現實和實際。隨着不良認知的矯正，病人的心理障礙亦逐步好轉。

4. 華佗怒激郡守

心故事

東漢末年，有一位郡守久病不癒，眼見病情不斷惡化，而當地有名望的醫生對此都束手無策。無奈之下，家人請來當時的名醫華佗為郡守診病。華佗看過後，認為郡守所患的病屬於瘀血內結於腹部的"積證"，如果要使其瘀血嘔出，可以嘗試通過激怒的方法，讓瘀血隨肝氣逆行而出。於是，華佗故意多次接受郡守贈送的禮物而又不施治，不久，又棄他離去，且留下一書信羞辱謾罵郡守。郡守果然大怒，命人追殺華佗，卻沒有趕上。郡守因此而異常憤怒，大發雷霆，忽覺胸腹一陣難受，吐出黑血數升，其病自然痊癒。

經典原文

郡守篤病久，佗以為盛怒則差，乃多受其貨而不加功，無何棄去，又留書罵之。太守果大怒，令人追殺佗，不及，因嗔恚，吐黑血數升而癒。

——南朝宋·范曄《後漢書·方術列傳·華佗》

本案中的當事人因思慮過度，導致氣滯血瘀，日久，瘀血內結於腹部形成“積證”。這在西醫可診斷為“腹痛”。華佗在正確分析和判斷病因病理的基礎上，沒有採用常規的治療方法，而是運用了中醫心理療法中的情勝療法。

中醫七情致病理論認為，喜、怒、憂、思、悲、恐、驚七種情志變化，在正常情況下，一般不會使人致病，但突然、強烈或長期持久的情志刺激，超過人體的耐受程度，就會使人體氣機紊亂，臟腑陰陽氣血失調，導致疾病的發生。不同的情志對氣機的影響不同。如思慮勞神過度，可導致肝脾氣機鬱結，從而影響肝的疏泄功能和脾運化水濕的功能。另一方面，從其心理作用來説，過度思慮，注意力高度集中於某事，尤其是令人煩惱的事，會使意識域狹窄，也可導致“氣結”。而機體的血液、津液的運行都以氣機的正常運行為前提，只有氣的運行正常，血液、津液才能正常運行。氣滯、氣結則會導致血液、津液的停滯，形成血瘀等病症。津液、血液的停滯又反過來妨礙氣的運行，進一步導致氣滯、氣結，形成惡性循環。

華佗按照“悲勝怒，怒勝思，思勝恐，恐勝喜，喜勝悲”五行相剋的情勝理論，針對郡守思慮過度的病因病機，充分利用權貴者多自尊，易於激怒的心理特點，採用了情勝療法中的怒勝法，利用“怒則氣上”及“怒勝思”的作用特點，在大怒、盛怒狀態下促進肝氣升發，血隨氣逆，帶動氣血向上運行，迫使瘀血嘔吐出來，通則不痛，病也就好了。

其實，針對患者腹部的病理產物瘀血，通過藥物治療同樣可以達到除瘀的作用，但華佗卻沒有選擇藥物治療，而是通過情勝療法的怒勝法進行治療，這正是華佗醫術高明之處。藥物治療雖能逐瘀除瘀，但只能治標不能治本，而怒勝法不僅迫使瘀血嘔出體外，且通過“怒勝思”對其病因之本進行治療，標本兼治，這是藥物治療所不能及的。

知識拓展

名醫介紹

華佗（約 145 – 208 年），一名旉，字元化，沛國譙（今安徽省亳州市）人，東漢末年著名醫學家。與董奉、張仲景（張機）並稱為“建安三神醫”。

華佗自幼愛學，通曉各種經書，尤其愛好醫學。少時曾在外遊學，鑽研醫術而不求仕途。由於他刻苦鑽研，善於總結民間的醫療經驗，故知識淵博，精通內、婦、兒、針灸各科及衛生學、藥物學。外科尤為擅長，有“外科聖手”、“外科鼻祖”之稱。其行醫足跡遍及安徽、山東、河南、江蘇等地。

華佗有兩大發明，一是創造發明了具有全身麻醉作用的“麻沸散”，他曾用“麻沸散”使病人麻醉後施行剖腹手術，是世界醫學史上應用全身麻醉進行手術治療的最早記載。還有一項是在繼承古人“不治已病治未病”預防思想的基礎上，仿虎、鹿、熊、猿、鳥等禽獸的動態編創了名為“五禽之戲”的體操，用以活動人體筋骨血脈，達到增強體質，預防和治療疾病的目的。

華佗精於醫藥的研究。《後漢書・華佗傳》説他“兼通數經，曉養性之術”，尤其“精於方藥”。他曾把自己豐富的醫療經驗整理成一部醫學著作，名曰《青囊經》，可惜沒能流傳下來。

情志

情志是中醫學的專有術語，包含情感與認知兩種成分。《類經》云："情志之傷，雖五臟各有所屬，然求其所由，則無不從心而發，心為五臟六腑之大主，而總統魂魄，兼賅志意。""故擾動於心則肺應，思動於心則脾應，怒動於心則肝應，恐動於心則腎應，此所以五志惟心所使也"。這一認識與西方認知情緒理論相類似，即由認知評價導致情緒產生，改變認知，則可以改變情緒。正所謂"志意和，精神定，悔怒不起，魂魄不散，五臟俱安"。

5. 郗愔癡迷信道患腹疾

心故事

東晉時，名士郗愔篤信道教，專注於修煉、符籙之事。但修煉日久，他不但沒有得道，而且還常常感到腹部疼痛不已，請了許多醫生診治，都束手無策。聽說于法開醫術高明，郗愔便派人前往迎請。于法開到來後，二話不說，立即給他把脈，然後緩緩地說道："大人您所罹患的疾病，正是由於您修煉道教，太過專注，過於用功所致。此病無妨，我開一劑湯藥給您即是。"

隨後，于法開開了一副藥方給他，郗愔只服用了一劑，就排泄出數段紙卷，腹痛症狀明顯減輕。這些紙卷皆如拳頭般大小，大家都覺得好奇，剖開一看，原來都是郗愔先前修煉時服下的道符，積聚在臟腑之中沒有消化。

經典原文

郗愔信道甚精勤，常患腹內惡，諸醫不可療。聞于法開有名，往迎之。既來便脈，云："君侯所患，正是精進太過所至耳！"合一劑湯與之，一服即大下去數段許，紙如拳大，剖看乃先所服符也。

—— 南朝宋・劉義慶《世說新語・術解第二十》

中醫心法

這是一例與文化信仰相關的特殊病症。在古代中國，道教文化曾幾度盛行，道教信仰非常普遍。道教的特殊之處是身心兼修，追求長生不老。根據道教修煉的形式，可以分為煉丹派與符籙派。因服用道教丹藥而癲狂或猝死的案例在歷史文獻記載中並不少見，但因服用符籙而腹痛的案例卻實屬罕見。通過求道符、貼道符、掛道符、隨身攜帶道符以求福避禍，本為信道者的儀式化行為，並漸成為中國本土的一種民俗。此外，喝下道士或道醫所化的所謂治病之“聖水”也較為常見，但吞食道符的應屬極少數人的行為。本案例中的當事人郗愔“信道甚精勤”，很可能屬於癡迷膜拜一類的信徒，這類信徒常具有某種超價的信仰，例如認為一張由道士所書寫有特殊字符的紙條具有祈福避難的神奇功能等等。

于法開的高明之處就在於洞悉了患者腹痛與信仰而導致的特別行為之間的關係，而且對於這類具有超價信仰的患者，認知療法是多餘的，使用一劑瀉藥將其符籙排出體外方為最實際的醫治措施。吞下符籙究竟好還是不好，就留給當事人自己去心悟了，醫生不必多言，效果反而更好。

知識拓展

與文化相關的綜合症

西方精神病學專家將那種僅見於某種文化背景或居住於某些地區的人群的精神障礙稱為“與文化相關的綜合症”。不過這裏的“文化”，是特指西方主流文化以外的其他民族的文化。《國際疾病分類》將這類精神障礙歸在“其他神經症性障礙”項下，而《中國精神疾病分類》採用了這一名稱。

在中國，與文化相關的心身障礙主要有：

（1）恐縮症，或縮陽症。主要見於中國南方及東南亞等地區。常呈小規模流行發作，患者多為文化水平較低，並有迷信觀念的男性，表現為極端害怕自己的陰莖縮入體內，發作時呈急性焦慮發作樣，常抓住自己的陰莖不使其縮入體內。偶見有女性發作此病，她們則擔心乳房縮入體內。

（2）氣功所致精神障礙。古時即有記載，稱為“走火入魔”。近些年來，由於氣功的流行，表現為精神障礙的“氣功偏差”報道逐漸增多。經評估，以癔症、人格障礙、強迫症和受暗示者多見。

（3）與迷信巫術或膜拜團體相關的精神障礙。這類障礙在文化較落後的地區及人群中並不罕見，有相當多的這類病人可診斷為癔症。

（4）還有一些與特定文化信仰或理論解釋有關的心身障礙難以界定。如中國老百姓所說的“腎虧”就是一種與文化相關的問題，實際上那些自稱“腎虧”的病人，常常是基於某些俗信對精液、陰液丟失的擔憂焦慮，繼而產生植物神經功能紊亂和暗示出軀體症狀的。

6. 王妃思夫成心疾

心故事

劉瑱是南北朝時期南齊大臣，曾任尚書吏部郎、義興太守。他的妹妹是齊鄱陽王的王妃，兩人感情篤深。延興元年（494 年），西昌侯蕭鸞（後來的齊明帝）預謀奪取帝位，殺害了鄱陽王。王妃因追念夫君而得心病，經久難癒。劉瑱心疼妹妹，遍請名醫為其診治，但都沒有療效。為醫治妹妹的心病，劉瑱冥思苦想，終於想出一條妙計。

當時，陳郡有一位善畫人像的畫家叫殷蒨，所畫人像栩栩如生，見畫如見真人一般。劉瑱便請殷蒨畫了一幅關於鄱陽王生活情境的畫像，畫中的鄱陽王正與他的另一位寵妃在鏡前卸妝，看起來兩人情深意切，纏纏綿綿，正準備入寢的樣子。畫像畫好後，劉瑱找來妹妹身邊的一位女傭，讓她拿着這幅捲起來的畫，故作神秘地經過王妃面前，然後如此這般⋯⋯。

王妃見女傭神神秘秘地捲着一幅畫從自己面前經過，果然十分疑惑，便喝令女傭將畫開打給自己看看。女傭裝作無奈的樣子，被迫展示此畫給王妃。不看還罷，一見畫中情景，王妃不禁大怒，唾罵鄱陽王道："原來他早就該死！"一番嗔怒之後，王妃對夫君的追思之情不再那麼強烈，心病也就慢慢地好了起來。

經典原文

瑱妹為齊鄱陽王妃，伉儷甚篤。王為齊明帝所誅，妃追傷遂成痼疾，醫所不療。有陳郡殷蒨善寫人面，與真不別，瑱令蒨畫王形像，並圖王平生所寵姬共照鏡狀，如欲偶寢。瑱乃密使媪奶示妃，妃視畫仍唾之，因罵云“故宜其早死”。於是恩情即歇，病亦除差。

——唐・李延壽《南史・列傳・劉勉》

中醫心法

本案中當事人的心理疾病起因於與自己感情深厚的丈夫離開人世的應激事件，係悲傷思念過度所致。中醫稱之為“鬱證”，相當於現代精神障礙分類體系中的應激相關障礙。本病一般以急劇和嚴重的精神打擊為直接原因，受刺激後立即發病，精神性運動性抑鬱，甚至木僵反應常見，這種應激反應也可能成為遷延難癒的心理疾病。

根據中醫心理學理論的解釋，劉瑱所用的治療方法是“怒勝思法”。憤怒本屬於負性情緒，但由於怒具有升發的陽性特性，故可用於治療憂思、悲哀等屬於陰性的負性情緒。對此，元代名醫朱丹溪就很有經驗，他認為怒氣在許多情況下可以當心藥來用，他說：“憂傷於肺者，以怒解之”；“思傷於脾者，以怒勝之”；“悲傷於心包者，以怒解之”。王妃由於丈夫的去世而悲傷思念日久，這種長期的負性情緒必然影響到多方面的生理功能。因心結而起的心因性障礙，僅靠一般藥物治療，是不能徹底解決問題的。因此，關鍵在於用甚麼方法來誘發病人的怒氣。理論上，可以用侮辱性的言語進行激怒，也可以用不雅的行為進行刺激，但那遠沒有視覺的刺激來得全面和猛烈。劉瑱聰明地利用了當地的藝術治療資源，請畫師虛構了一幅足以激怒王妃的畫作，再巧妙地安排了讓她見到該畫的細節。結果，王妃當即被激發出一種具有治療意義的怒氣。這種怒氣來源於該畫作所表現的情境徹底否定了她先前對夫君人格和形象的認知，改變了王妃對於鄱陽王對自己的感情的看法。激起的憤怒沖淡了原來的由愛而生的哀傷思念之情，使王妃從愛之情深、悲之亦切的哀思中解脫出來，從而中止了當事人太過的思念之情。

在中國，繪畫心理治療源遠流長，通過觀畫、品畫或者繪畫活動來進行心理治療的案例不乏見於古代文獻之中。好的繪畫作品往往栩栩如生、形象逼真，能使觀畫人浮想聯翩，誘導出某種想像的意境，從而對觀畫者的情緒、情感、認知、人格產生一定的影響。本案中所運用的繪畫療法集認知矯治和情勝療法於一體，這是單純的言語認知療法或情勝療法所不及的。

知識拓展

鬱證的中藥治療

抑鬱、悲傷的消沉情緒，可結合一定的藥物治療，如逍遙丸，或逍遙散、柴胡舒肝散等，可以有助於疏肝健脾，調和肝脾，理氣解鬱。另外還可用解鬱湯：鬱金 15 克，茯苓 10 克，夜交藤 15 克，代赭石 45 克，龍骨、牡蠣各 45 克，珍珠母 30 克，半夏 30 克，石菖蒲 6 克，合歡皮 15 克，香附 10 克，一日一劑。如失眠則可加花生葉 30 克，嗜睡則去半夏，加百合 30 克，不語則加南星 12 克。

7. 隋煬帝貪色致病

心故事

隋朝有位名醫叫莫君錫，不知道是哪裏人氏，隋煬帝大業年間（605－618年），他在皇宮裏做太醫。煬帝晚年沉湎酒色，驕奢淫佚，當時的一些方士，專門獻媚奉承，為討煬帝歡心而大肆進獻溫熱壯陽的藥物。結果，隋煬帝服用後陽氣過盛，虛火內炎，令他口渴心煩，思飲冷水，甚至一天喝一百多杯水都不能解渴。煬帝為此日益煩躁。莫君錫見狀，想了一個辦法，他讓人取來許多冰塊，放置在隋煬帝身邊，請隋煬帝從早到晚隨時觀看。此法持續幾日後，果然應驗。煬帝望着雪白的冰塊，渾身頓覺涼意，心火漸漸消退，大量喝水的慾望和飲水量也一天比一天減少。

經典原文

莫君錫，不知何郡人，大業中為太醫。煬帝晚年尤迷於色，方士進大丹，帝服之而陽過盛燥，日飲水百杯，而渴不止。君錫奏為置冰於帝前，日夕望之，而渴遂止。

——明・徐春甫《古今醫統・上冊・卷一》

隋煬帝因過度沉溺於酒色，過量服用溫補劑而導致水液代謝和內分泌失調，主要表現為虛煩失眠、心悸不寧、潮熱盜汗、咽乾、喜喝冷飲。藏腑辨證應為腎陰虛、胃熱和心腎不交之證，亦可能是消渴病的早期表現。消渴病是指以多飲、多尿、多食及消瘦、疲乏為主要特徵的綜合病症，在現代醫學中與糖尿病接近，化驗檢查其主要特徵為高血糖及尿糖。中醫認為本病基本病機為房事過度，陰津虧耗，進而陰損及陽，燥熱偏盛，熱灼津虧，致陰陽俱虛，絡脈瘀阻，經脈失養，氣血逆亂，臟腑器官受損等併發症。

在本案例中，皇帝本來已經元氣耗損，而又錯誤地過量服用壯陽之類的補藥，更使陰陽失去平衡而導致疾病加重難癒。在治療中，莫君錫使用了讓當事人觀看冰塊的辦法，不僅轉移了患者對症狀的過度焦慮，分散了患者的注意力，遠離了酒色之地，並藉用冰塊的冷氣和降溫作用使患者的心煩意燥情緒得到改善。

據傳，為進一步治療煬帝的病症，莫君錫向皇帝呈進兩幅畫，一幅題為《梅熟時節滿園香》，一幅題為《京都無處不染雪》。莫君錫對煬帝説道："陛下龍體之恙，乃是真水不足，龍雷之火上越，非草木金石能治。需寬容十日，待我去求一位仙友，取來天池之水滅得龍雷之火。為免風吹火動，望陛下在這十日內，獨居一室。為解寂寞，特呈上兩幅畫，供您觀賞。"

煬帝按他的吩咐，每日把兩幅畫掛在牆上仔細觀賞。漸漸地，他在觀看梅圖時口中開始有津，不燥不渴；望雪景圖時則感到心中清涼，不再思飲，病情漸漸好轉。十天過後，莫君錫進宮見皇帝氣色好多了，便解釋道："陛下看梅林，思梅果，口中唾液大增，這便是天池之水，可澆滅龍雷之火；陛下觀雪景，覺寒涼，口中便不再焦渴思飲。此乃移情妙治法。"

莫君錫巧妙利用繪畫作品的雪景和望梅止渴的心理效應誘發患者的唾液反射，實在是古代中醫藝術治療的先驅。

知識拓展

名醫介紹

徐春甫，字汝元（或作汝源），號思鶴，又號東臯。祁門（今屬安徽）人。明代醫學家。家世業儒。因多病，乃從師於名醫汪宦。博覽醫書，通內、婦、兒等科。曾在太醫院任職。隆慶年間（1567 － 1572）參與組織成立醫學學術團體"一體堂宅仁醫會"。編著有《古今醫統》、《內經要旨》、《婦科心鏡》、《幼幼匯集》、《痘疹泄秘》等書。主張良醫應當兼通針藥，認為用藥不可泥守古方，臨證應會變通加減等，他的醫論和著述對後世有一定影響。

消渴症小藥方

治療消渴症的經典方劑是六味地黃丸加減：山藥 20 克，山茱萸、生地黃各 15 克，牡丹皮 10 克，茯苓 15 克，澤瀉 9 克，枸杞子 12 克，五味子 6 克，天花粉 30 克。水煎服。若陰損及陽，腎陽亦虛者，可加熟附子 10 克，肉桂 5 克，菟絲子、巴戟天各 12 克。氣虛者，加黃芪、黨參各 20 克。以上各型如出現血瘀之證，可加丹參 20 克，桃仁、紅花各 10 克。

8. 婦人疑心蟲作祟

心故事

唐代京城長安有位醫生，忘記他姓甚麼了，只記得名叫元頏。有位婦人來找他看病，訴説當年她隨丈夫去南中（今雲貴一帶）時，曾經誤吃了一條蟲子，事後，總覺得那蟲子沒死，還在腹中作祟，因而成疾。雖多方求醫問藥，都無法治癒，於是來請京師的名醫診治。

醫生了解到患者得病的原委後，便找到她身邊一位言行謹慎的女僕，悄悄告訴她：“我今天要用藥物對夫人催吐，你用痰盂接住她的嘔吐物。當她嘔吐時，你就説親眼看到有一條小蟲子被吐出來，跑掉了。但是千萬記住，不要讓她知道是在哄騙她。”那位女僕遵照醫生的囑咐做了。此法果然應驗，自此以後，那婦人的病症被徹底根除了。

經典原文

唐時京城有醫者，忘其姓，名元頏。有一婦從夫南中，曾誤食一蟲，常疑之，由是成疾，頻療不損，請看之。醫者知其所患，乃請主人姨妳中謹密者一人，預戒之曰：“今以藥吐瀉，但以盤盂盛之，當吐之時，但言有一小蝦蟆走去，然切不得令病者知是誑紿也。”其妳僕遵之，此疾永除。

——清・陳夢雷《古今圖書集成・醫部全錄・醫術名流列傳》

中醫心法

本案例中的婦女因擔心曾誤吃的蟲子還停留在腹中而疑心重重，在現代精神醫學中可診斷為“疑病症”。這是一種以擔心或相信自己患了某種嚴重的軀體疾病的持久性優勢觀念為主的神經症。病人因此而反復就醫，即使是各種醫學檢查為陰性和醫生仔細的解釋，也不能打消其對患病的疑慮和反復的求醫行為。患者常伴有焦慮或抑鬱情緒，正常的社會功能因此受到損害。這一病症通常由一些偶發的刺激事件引發，伴人格障礙者多見。患者常為家族中的獨子或單傳，或直系親屬或朋友中常有因病猝死的事例，因此對自己的生命和軀體健康尤為關注。對本病的診斷需要注意與軀體化障礙、焦慮症、驚恐障礙、強迫症相鑒別。

在本案例中，醫生沒有人云亦云，而是對患者的病因、病情作出了正確的分析判斷，他認為當事人是心病而不是蟲患。臨床經驗告訴我們，對於疑病症的患者，醫生的耐心解釋是毫無用處的，只有採取暗示療法方可使患者釋疑解惑。在本案例中，醫生採取了有意的、直接的他人暗示，使患者不知不覺地接受了醫生通過女傭講出來的“蟲子的確已經嘔出體外”的話，從而解除了心理上的疑惑，達到了治療目的。

知識拓展

暗示療法

所謂暗示療法，就是通過語言、符號、物品、表情、體態語言等手段對他人的心理與行為發生影響，使之接受暗示者的意見和觀點，或按所暗示的指示去行為的治療方法。暗示可以分為他人暗示和自我暗示、有意暗示和無意暗示、直接暗示和間接暗示幾種。

在現代心理治療中，暗示療法亦是常用的治療途徑。一般做法是在充分了解患者病由的基礎上運用一定的藥物作為安慰劑，並配合一些暗示性語言，以消除患者的疑慮、擔心和害怕，亦可再配合一些疏肝理氣、養心安神的藥物進行調理。

疑病症的其他治療方法

對疑病症的治療可考慮針灸療法。《靈樞・本神》中指出："凡刺之法，先必本於神。"可結合疑病症狀，用針刺、艾灸方法在人體經絡及經外腧穴施以一定的手法。不僅可以通調營衛氣血、調整經絡、臟腑功能，而且便於施加語言或物理性等暗示治療。針具種類多，手法表現豐富，如有體針、頭針、面針、眼針、耳針、足針、溫針、火針、三棱針、梅花針等多種針法；灸法有艾條灸、麥粒灸、疤痕灸、隔薑灸、隔蒜灸、藥餅灸等，可以靈活運用，暗示性較強。

9. 書生幻聽喉有聲

心故事

唐朝時，河南洛州（今洛陽）有位讀書人自稱患了一種奇怪的“應答之病”，他每次説話時，就覺得自己喉嚨中也會隨之出現相應的應答之聲。這位讀書人不知病因，便去找當時的名醫張文仲診治。

張文仲也沒見過這種怪病，經過一夜的思考，他想出一個治療的妙法。張文仲拿出一本《唐本草》，書中都是中草藥的名稱，讓患者朗讀。張文仲則在一旁觀察他。他發現該書生在朗讀一般藥物名時，都説喉嚨中有應答之聲出現，可一旦讀到他害怕的某些藥名時，就沒有出現回應之聲。於是，張文仲就把那些書生懼怕的藥名抄錄下來，然後用這些藥物配製成丸劑，讓他服用。説也奇怪，服過這特製的藥物之後，那書生的應聲之病也就消失了。

經典原文

洛州有士人，患應聲，語即喉中應之。以問良醫張文仲，張經夜思之，乃得一法。即取《本草》令讀之，皆應，至其所畏者，即無聲。仲乃錄取藥，合和為丸，服之，應時而止。

——明・江瓘《名醫類案・諸蟲》

中醫心法

書生奇怪的"應答之病"，在西醫可診斷為幻聽。所謂幻聽，是指在沒有聲音刺激時，也會出現聲音的知覺體驗。幻聽的內容可以是人聲、流水聲、鳥叫聲等，可以分為言語性和非言語性幻聽。臨床上言語性幻聽比非言語性幻聽更為常見。幻聽的聲音可能比較清晰，也可能比較模糊。根據幻聽的言語內容，言語性幻聽又可分為命令性幻聽、評論性幻聽、爭論性幻聽。幻聽常在當事人過於集中感覺於某一聲音時出現，可見於多種精神疾病或心理緊張等情況。

中醫認為，思則氣結，恐則氣下。在本案例中，這個書生也許是過於思慮，出現喉嚨應聲的幻覺。醫生運用了暗示療法，採取言語暗示（讀藥名）加藥物暗示（服藥丸），藉用當事人害怕藥物引發的恐懼感，從而取得了良好的治療效果。

張文仲通過讓患者讀《唐本草》的辦法，找出了他所懼怕的藥物，這與瑞士心理學家榮格所發明的語詞刺激聯想法異曲同工。榮格通過向患者呈現一定數量的詞彙，讓病人即刻報告自己的自由聯想，凡那些反應時間較長的詞彙則可能提示：圍繞這個詞彙，患者存在一些情結需要破譯。

知識拓展

名醫介紹

張文仲（620 – 700 年），唐代著名醫家，河南洛陽人。曾任侍御醫、尚藥奉御。善療風疾，精於灸術。張文仲治療"風疾"的理論和實踐在中國醫學史上獨樹一幟，很有創造性。據《新唐書・后妃列傳》記載：儀鳳三年（678），唐高宗突然病重，頭眩不能視。張文仲奉命應診，採取針刺頭部，使之出血的辦法。高宗的病症果然緩解，不再頭眩，眼睛也能看見東西了。張文仲一生撰有《療風氣諸方》、《四時常服及輕重大方諸方》、《隨身備急方》等。

江瓘（1503－1565年），明代醫家，字明瑩，南溪南（今屬安徽）人。因得嘔血症，學醫自治，盡畢生之力搜集歷代醫家醫案，終成名醫。嘉靖三十一年（1552）《名醫類案》初稿成，未刊行。其子應宿走遍大半個中國，博採名醫驗方，歷時十九年，五易其稿，使《名醫類案》十二卷刊行於世。是書上採扁鵲、倉公、華佗諸家，下訖元、明諸名醫驗案，分205門，包括內、外、婦、兒、五官各科，既忠實於原始資料，又隨附評論，是我國第一部總結歷代醫案的醫學名著。

暗示療法的歷史

暗示療法的歷史悠久。十九世紀在法國關於變態心理學和催眠治療的效果引起了人們對催眠暗示奧妙的探究。夏科（J.M.Charcot）、般含（H.Bernheim）、巴甫洛夫、弗洛伊德等醫生對暗示現象都有許多研究和論述。巴甫洛夫説："暗示乃是人類最簡單、最典型的條件反射。"美國心理學家威廉・詹姆斯（William・James）於本世紀30年代撰寫了《暗示心理學》一書。而英國心理學家麥獨孤（McDougall）在臨床上應用暗示療法，則聲譽蜚然。

在第一次世界大戰期間，英國前線戰場上流行着一種因受炸彈爆炸的震驚而引發的心理恐懼症——"恐彈症"，嚴重者四肢癱瘓。此病無藥可治，蔓延較快，令英國當局頭痛不已。麥獨孤經觀察了解後認為，這是一種心理疾病，於是採用了暗示療法。他用筆在下肢失去知覺的士兵膝蓋以下若干寸的地方畫了一個圈，然後以毋庸置疑的口吻告訴患者，明天這個圈以下的部位一定會恢復正常。第二天，這個士兵果然恢復了知覺。這樣不斷提高畫圈的位置，直到肢體知覺全部恢復。

暗示療法通常結合某些輔助手段可以提高療效。常用的方法有：給求治者服一些無副作用的"安慰劑"，或用 10 毫升 10％的葡萄糖酸鈣靜脈注射，或用生理鹽水皮下注射，或使用針灸等方法。

二 宋遼金元

10. 男子幻覺見物如獅

心故事

北宋時，有一中年男子，因受到了驚嚇，經常出現幻覺，總說看到的一些物體就像一隻張牙舞爪的獅子。他害怕至極，想要躲起來，但是不管躲到哪裏，獅子總是出現在眼前。每當此時，患者極端恐懼，渾身戰慄。不少醫生見到這種病症都連連搖頭，束手無策。

後來，當時的大學者程頤聽説了這件事，就告訴患者一個方法。他讓患者鼓起勇氣，伸手向前去捕捉獅子。一開始，患者畏縮不敢上前，程頤就扶住他的手，向前捕捉那只幻視中的獅子。做了好幾次捕捉的動作，當然甚麼都沒有捕到。患者的膽子逐漸大了起來，覺得眼前的獅子也並不可怕。經過多次反復的練習，久而久之，他不再感覺到眼前有獅子出現了，疾病自癒。

經典原文

一人患心疾，見物如獅子。伊川先生教以手直前捕之，見其無物，久久自癒。

——明・江瓘《名醫類案・卷八・癲狂心疾》

中醫心法

本案當事人所表現出來的精神症狀主要是幻覺。幻覺是指在沒有客觀刺激作用於相應感官的條件下，而感覺到的一種真實的、生動的知覺。幻覺是知覺障礙的一種，根據感覺器官的不同，可以將幻覺分為幻聽、幻視、幻觸等，最常見的是幻聽、幻視。所謂幻視，是指在沒有真正視覺刺激的情況下，患者便可看到一些本不存在的圖像。幻覺多出現在精神病狀態下，如精神分裂症、癲癇、酒精中毒性精神病等。正常人在情感處於極大波動、緊張、疲勞、高燒、睡眠惺忪、身體疲乏、暗示等情況下也可能出現。

在本案例中，應對幻視與錯覺進行鑒別診斷。錯覺一般是指在具有某種外在刺激的情況下，個體的知覺反應卻是錯誤的，即錯將甲當做乙；而幻覺是沒有甲卻知覺到甲就在眼前。根據患者"見物如獅子"的描述，本案例應該診斷為錯覺，至少處於錯覺與幻覺之間的邊緣狀況。一般來説，錯覺容易通過心理方法矯治，而幻覺非藥物治療不容易自癒。

程頤幫助當事人克服心理障礙的方法值得稱道。從西方醫學角度來看，程頤所運用的就是現實脱敏療法。他通過教患者用手往前反復做捕捉獅子的動作，讓其逐漸明白頭腦中所想與自己實際所感受到的並不一致。換而言之，患者通過反復用手去捕捉眼前的"獅子"，結果當然並沒有獅子被他捉到，逐漸明白"見物如獅子"只是自己頭腦中的想像。於是，他的驚恐會因為並沒有真正的獅子出現而得到緩解，情緒因此得到放鬆，最終這種放鬆的狀況會拮抗原先的焦慮。

知識拓展

脱敏療法

在西方歷史上，系統脱敏療法是由南非精神科醫生沃爾普（Wolpe）基於經典條件反射中的“交互抑制”的原理而創立的。他結合肌肉鬆弛技術，通過讓患者逐漸接觸刺激物的歷練過程，而使某種刺激逐漸失去引起焦慮的作用。

根據脱敏刺激的差異，可以將系統脱敏療法分為現實脱敏和想像脱敏兩種。沃爾普認為，人的肌肉放鬆狀態與焦慮情緒狀態是一種對抗過程，一種狀態的出現必然會對另一種狀態起抑制作用。例如，在全身肌肉放鬆狀態下的肌體，各種生理生化反應指標，如呼吸、心率、血壓、肌電、皮電等生理反應指標都會表現出同焦慮狀態下完全相反的變化，這就是“交互抑制作用”。

應用系統脱敏療法，一般主要有以下幾個步驟：（1）設計主觀焦慮評定表，即將引起患者主觀不適的焦慮刺激和相關情境記錄下來，並要求患者根據自己的實際感受評定每一種刺激所引起焦慮的等級，然後按其分數高低將各種刺激情境排列成表，以便安排治療步驟；（2）放鬆訓練，即指導患者學習肌肉放鬆或意像放鬆的方法；（3）系統脱敏訓練，按所編製的主觀焦慮評定表，實施刺激——放鬆的逐級脱敏訓練。

11. 歐陽修彈琴解憂疾

心故事

我曾經有過度憂勞的疾病，辭官後賦閒在家，也沒能調養好。後來向朋友孫道滋學習彈琴，學了五音和幾支曲子，久而久之，成為一種愛好，竟然不再覺得還有疾病在身了。看來我的疾患是生於憂慮了。

彈琴可說是一種比較簡單的技藝。但如果造詣達到了很高的地步，表現宏大的是宮聲，表現細微的是羽聲，操琴弦而迅急彈奏，聲調忽然變化，急促時顯得悽慘，緩慢時顯得舒暢和美。時如山崩石裂，泉水從高山湧出，又彷彿如風雨夜襲；琴聲時如怨夫寡婦的歎息，又好像一對鴛鴦在互相和唱。那憂深思遠的氣概就像虞舜、文王和孔子的遺音，那悲感愁憤的韻調便像伯夷、叔齊、屈原等忠臣的歎息。無論喜怒哀樂，都深深打動人心，而其純古淡泊，又與堯舜三代的聖人言語、孔子的文章華采、《易》的憂患、《詩》的諷刺沒有甚麼區別。如果用心傾聽，並勤奮練習，選取那些平和的樂曲，排遣沉鬱的心情，抒發幽深的思想，那麼，也是可以感人至深的。因此，音樂不能不學。

經典原文

予嘗有幽憂之疾，退而閒居，不能治也。既而學琴於友人孫道滋，受宮聲數引，久而樂之，不知疾之在其體也。夫疾，生乎憂者也。夫琴之為技小矣，及其至也，大者為宮，細者為羽。操弦驟作，忽然變之，急者淒然以促，緩者舒然以和。如崩崖裂石，高山出泉，而風雨夜至也；如怨夫寡婦之歎息，雌雄雍雍之相鳴也。其憂深思遠，則舜與文王、孔子之遺音也；悲愁感憤，則伯奇孤子、屈原忠臣之所歎也。喜怒哀樂，動人心深。而純古淡泊，與夫堯舜三代之言語、孔子之文章、《易》之憂患、《詩》之怨刺無以異。其能聽之以耳，應之以手，取其和者，道其堙鬱，寫其憂思，則感人之際亦有至者矣。是不可以不學也。

——北宋・歐陽修《歐陽永叔集・卷四十四・送楊寘序》

中醫心法

歐陽修所患的“幽憂之疾”究竟是指甚麼疾病？對照現代醫學的診斷標準，似乎與抑鬱症類似。抑鬱症是以情緒異常低落為主要臨床表現的精神疾患。抑鬱發作以心境低落為主，與其處境不相稱，可以從悶悶不樂到悲痛欲絕，甚至發生木僵。嚴重者可出現幻覺、妄想等精神病性症狀。

抑鬱症的產生有多種因素，其中心理因素具有非常明顯的影響作用。多數抑鬱症的患者在發病以前，都受過一定的心理刺激，如親人的分離、人際關係緊張、工作受挫折等。

在本案例中，歐陽修的疾病來源於超負荷工作，以及坎坷的仕途經歷，這些都是明顯的心理刺激因素。歐陽修希望通過放下工作來獲得身體的恢復，但是效果不佳。後來通過學習彈琴的方式對疾病進行治療，收到了良好的效果，領悟到用藥物治療不如以琴曲來寄託情懷和排遣憂思。其實，歐陽修所採用的是一種音樂治療。音樂能養生、治病已被中外許多學者所公認。歐陽修通過學琴，將自己的情感灌注入琴聲之中，一方面宣洩了自己的情感，昇華了自己的精神境界；另一方面，彈琴的行為本身也對抑鬱症具有治療作用。

知識拓展

抑鬱症症狀標準

抑鬱症以心境低落為主，並至少有下列 4 項症狀：

(1) 興趣喪失、無愉快感；

(2) 精力減退或疲乏感；

(3) 精神運動性遲滯或激越；

(4) 自我評價過低、自責，或有內疚感；

(5) 聯想困難或自覺思考能力下降；

(6) 反復出現想死的念頭或有自殺、自傷行為；

(7) 睡眠障礙，如失眠、早醒，或睡眠過多；

(8) 食慾降低或體重明顯減輕；

(9) 性慾減退。

音樂治療所使用的方法

(1) 聆聽。包括音樂回憶、歌曲討論、音樂同步、音樂想像及音樂引導想像。這一治療主要是通過給患者聽音樂，幫助治療師了解病人的成長經歷，改善病人的不良情緒，幫助病人識別不正常的思維和行為，了解自我、認識自我，解除病人深層次的內心矛盾衝突，最終達到自我成長和自我昇華。

（2）即興演奏。患者可以隨心所欲演奏他喜歡的樂器，治療師對患者進行恰當引領，從而治療一些心理疾患，並促進個人成長。

（3）參與。此種治療形式是以患者的參與性為主，包括樂器演奏、歌曲演唱、旋律發展練習、節奏練習、音樂遊戲以及吹彈療法、歌唱療法等。

12. 龐安時燒灰療疾

心故事

北宋時，有一位富家子弟，趁着夜色偷偷潛出家門，到一娼妓處尋歡作樂。正在行樂之時，隔壁房間突然有人打鬥，將牆壁碰撞得砰砰作響。他以為事情被人發覺，前來捉姦，驚恐萬分，匆忙落荒而逃。此時，街市上剛剛問斬了幾名罪犯，正在陳屍示眾。夜黑風高，逃到大街上的富家子，慌不擇路，一不小心跌倒在屍體上，精神受到極大的刺激。

富家子一路踉蹌，倉惶逃到家中，便一頭鑽進自己的房間，緊閉房門，只要周圍一有聲音，就嚇得縮到牆角；一有人進來，就以為是來抓他的，趕緊跪倒在地，磕頭作揖，請求饒命。家裏人想盡各種辦法，請了當地各位名醫、巫師來給他看病，都沒有效果。最後，只得不顧路途遙遠，請來被譽為“北宋醫王”的名醫龐安時。

龐安時查明病由，知道患者因遊娼受驚所致。於是，他請人尋得一條捆綁囚犯用的繩子，然後，拿着繩子對患者說：“不要害怕，官府不會前來抓你。我已把他們的繩子拿來了，現在就用火燒掉，你把這灰喝到肚子裏，病就好了。”患者信以為真，將灰燼調到藥中，一劑服下，病癒如初。

經典原文

龐安時治一富家子，竊出遊娼，鄰有鬥者，排動屋壁，富人子大驚懼，疾走惶惑，突入市，市方陳刑屍，富人子走僕屍上，因大恐，到家發狂，性理遂錯。醫巫百方，不能已。龐為劑藥，求得絞囚繩，燒為灰以調藥，一劑而癒。

——明・江瓘《名醫類案・卷八・癲狂心疾》

中醫心法

本案中的當事人因接連受到驚嚇而出現癲狂，在精神病學中可診斷為"急性應激障礙"。通常在當事人遭受急劇、嚴重的刺激性事件之後發病。患者多表現為強烈恐懼體驗的精神運動性興奮，行為有一定的盲目性；少數人表現為情感遲鈍的精神運動性抑制，輕度意識模糊，甚至木僵。本病既與外界應激刺激有關，也與當事人人格易感因素有關，嚴重的可能導致出現急性應激性精神病。

治療時，應當對發病原因進行區分。發病如果有生理基礎，則應該從生理基礎入手解決；如果沒有，則應該關注心理方面。正是基於此點，龐安時醫生並沒有使用傳統的醫方來對患者進行治療，而是在對病由進行詳細探查的基礎之上，認識到對官府懲罰的懼怕才是導致患者癲狂的原因。龐安時認為心病仍需心藥醫，將象徵官府懲罰的囚繩燒掉，並用權威的語言讓患者將囚繩的灰燼當作治療癲狂的特效藥物。

從本案例治療操作程序和方法上來看，龐安時首先通過語言對患者進行暗示，然後進一步對患者的恐懼進行了一種象徵式的處理，所施行的治療方法與西方行為主義心理學的暗示療法基本相同。雖然龐安時並沒有對患者進行催眠，但是患者處於癲狂狀態，自我意識已經模糊，自我覺察能力下降，此時，醫生的話語具有很好的暗示作用。

知識拓展

名醫介紹

龐安時（約 1042 – 1099 年），字安常，自號蘄水道人，蘄水（今湖北浠水縣）人，被譽為"北宋醫王"。龐安時出身於世醫家庭，自幼聰明好學，讀書過目不忘。取黃帝、扁鵲脈書研讀，不久即通曉其説，並能闡發新義。後安時因病耳聾，進一步鑽研《靈樞》、《太素》、《甲乙經》等醫籍，經、傳中與醫藥有關者，亦無不涉獵，融會貫通。

龐安時醫術精湛，能急病人之急，行醫不謀私利。他晚年參考諸家學説，結合親身經驗，撰成《傷寒總病論》六卷，對張仲景思想做了補充和發揮。其突出特點是着意闡發溫熱病，主張把溫病和傷寒區分開來，這對外感病學是一大發展。

催眠暗示療法

所謂催眠暗示療法，是指應用一定的催眠技術使人進入催眠狀態，並用積極的暗示影響患者的心身狀態和行為，以解除和治癒患者軀體疾病和心理疾病的一種心理治療方法。催眠療法的心理基礎是暗示作用，暗示是用含蓄的、間接的方式（如語言、行為、物品等），對別人的心理和行為產生影響的過程。其作用往往會使別人不自覺地按照一定的方式行動，或者不加批判地接受一定的意見和信念。

暗示的程序可分為兩步：第一，通過語言或動作的刺激，使受暗示的人產生觀念；第二，這種觀念獲得內化，進一步引起受暗示個體改變的過程。暗示作用的生效必須經過這兩個步驟。第一個步驟給予患者一定的刺激即他人暗示，是暗示作用發揮的前提條件；而暗示作用真正發揮作用還是需要患者將外界刺激轉變為自我觀念，並將這種觀念付諸行動，即自我暗示。

在暗示作用的過程中，患者的意識狀態也是影響暗示療法效果的一個重要因素。一般而言，正常人在意識清醒的狀態下均可接受暗示，但不是每一個人均具有高度的暗示性，接受暗示的素質因人而異。只有易接受暗示的人，應用暗示療法才能起到治療作用。此外，對處於催眠狀態下的個體的暗示作用，其效果比處於覺醒狀態時更加明顯。在催眠時，個體意識進入非常狹窄的特殊狀態，此時，可以更容易地跟隨暗示者的語言信息，減少了意識的防禦。

13. 蘇東坡妙語療耳疾

心故事

蘇東坡講過這樣一件軼事：王晉卿突然患了耳疾，幾乎失去聽力，為此好生苦惱，問我有無醫治的辦法。我對他說："你是將帥之才，戰場上斷頭、穿胸都無所畏懼，留着兩耳何用，有甚麼不能割捨的？你這病，三日內肯定會痊癒，如若不然，那就割下我的耳朵賠給你。"聽罷，王晉卿茅塞頓開，豁然頓悟。三日過去，王晉卿的耳疾真的好了。他特意寫了一首詩送給我："老婆心急頻頻相勸，嚴令只得三日限，我耳已聽君不割，且喜兩家皆平善。"今天王定國所藏的《挑耳圖》是從王晉卿那裏得到的，所以，姑且題識如此吧。

經典原文

東坡云："王晉卿嘗暴得耳疾，意不能堪，求方於僕。僕曰：'君是將種，斷頭穴胸，當無所措，兩耳堪作底用，割捨不得？限三日疾去，不去割取我耳。'晉卿灑然而悟，三日病良已。以詩示僕云：老婆心急頻相勸，令嚴只得三日限，我耳已聰君不割，且喜兩家皆平善。"今定國所藏《挑耳圖》，得之晉卿，聊識此耳。

——北宋・趙令畤《侯鯖錄・卷三》

王晉卿，名詵，太原人，駙馬都尉。為北宋著名畫家，與蘇東坡、黃庭堅為友。上述關於王晉卿的逸事是蘇東坡在一幅《南唐挑耳圖》的題跋中記載的。因為這則逸事亦是一篇很好的雜文，所以被收入東坡本集，並為蘇東坡的好友趙令畤收入《侯鯖錄》。

王晉卿所患何病？為甚麼一旦頓悟即可痊癒？從現代臨床心理學來看，與突發性耳聾相似。這是潛意識問題的一種軀體轉化表現。換而言之，這種耳聾是有選擇性的，對老婆叨嘮的一種無意識的抗拒。東坡先生洞察晉卿之性格，認識到"暴得耳疾，意不能堪"與當事人夫妻關係緊張具有某種關聯。但他並沒有去指責患者的老婆，而是通過讚揚患者出身將帥之家，應該具有挑戰困難，不怕犧牲的勇敢精神，巧妙迂迴地勸晉卿應該胸襟開闊，不要計較老婆叨嘮。並以非常肯定的口氣告訴晉卿：你的耳疾肯定會立即痊癒，不然以割我的耳朵來打賭。這不僅給予了當事人以強烈和明確的心理暗示，而且用限期三日為康復的方式，以便給患者一個反思的機會和體面的下台緩衝期。

臨床心理諮詢經驗告訴我們，當來訪者的心理問題涉及與他人的關係或矛盾時，心理諮詢或治療的關鍵在於矯正當事人的認知、情緒和反應方式，而不在於指責、討論矛盾的另一方，即使是那一方有明顯的過錯或問題也是如此。這是因為，事實上，與來訪者有矛盾的那一方幾乎永遠不會主動來諮詢。換而言之，是來訪者自己痛苦或生病，心理醫生要讓來訪者明白一個基本的道理：你別想指望靠對方的改變來減輕自己的痛苦，你只有嘗試通過自己的先行改變，來影響對方作出相應的變化。在本案例中，蘇東坡給王晉卿的點撥正是符合心理諮詢的這一取向的，因此，取得了事半功倍的良好效果。

知識拓展

關於心因性五官疾病的認識

五官，不僅是感覺器官，而且是內臟及機體整體心身反應的窗口。中醫認為，“五官者，五臟之閱”。即認為鼻者，肺之官；目者，肝之官；口唇者，脾之官；舌者，心之官；耳者，腎之官。還認為“心者，五臟六腑之主也；目者，宗脈之所聚也，上液之道也；口鼻者，氣之門戶也。故悲哀愁憂則心動，心動則五臟之腑皆搖，搖則宗脈感，宗脈感則液道開，液道開故泣涕出焉。”可見中醫很早就觀察到了耳、鼻、喉、口、眼、舌與心身反應的關係。僅以心因性耳病為例，主要的心身性疾病有：心因性耳鳴、美尼爾氏病、功能性耳聾等。

（1）心因性耳鳴：是指病人自覺耳內或頭內有聲音，但環境中的確並無相應聲源的一種症狀。耳鳴既可由聽覺系統中任何一個方面產生的異常信號引起，亦可由動脈硬化、貧血、虛弱等全身疾病所引起。

（2）精神性或癔病性耳聾：多為較強的精神刺激因素或焦慮引發，表現為完全的重度或全聾，伴有手足麻木、四肢震顫、緘默寡言等癔病症狀。

（3）美尼爾氏病：本病的臨床表現特點為發作性眩暈、波動性耳聾、耳鳴及耳悶脹感。其病機可能為精神因素刺激，嚴重焦慮所引起。

對心因性五官疾病的治療在針對軀體因素進行治療的同時，應着重針對誘發的精神因素進行心理疏導或暗示治療；或作精神分析，找出潛意識中的心理衝突，並加以解決；或協助處理家庭和現實的社會困境。

14. 監軍悲思成疾

心故事

北宋時，某州監軍因過度悲思而生病。他的兒子請來當時的名醫郝允為父親診治。郝允在一番問診之後，把監軍之子叫到一旁，悄悄對他說："治療令尊疾病的辦法很簡單，只要讓他受到一定程度的驚嚇，病就會自然痊癒的。"可怎麼才能讓父親在不知情的情況下受到驚嚇呢？監軍之子想到：當時在本州任通守的李宋卿對下屬甚嚴，父親一向很懼怕他。於是，郝允就和監軍的兒子一起找到李宋卿，請他幫忙。李宋卿了解了事情原委，自然應允。

於是，他擇日於府衙大堂上約見監軍，對其所轄公務一一過問、核對，責其過失。監軍在堂上被責問得十分緊張，汗流浹背。等從堂上退下來，卻發現自己的病居然痊癒了。

實際上，監軍生病的原因是由於情緒失常而致氣結，通過給予一定程度的驚嚇刺激，所結之氣就被驅散了。

經典原文

州監軍病悲思，其子迎郝允治之。允告其子曰："法當甚悸即癒。"時通守李宋卿御吏嚴甚，監軍向所畏也。允與其子請於宋卿。一造問，責其過失，監軍惶怖汗出，疾乃癒。蓋思則氣結，驚怖則氣浮，浮則氣不結矣。

——南宋·張杲《醫說·奇疾》

本案例中的監軍不知何故悲思而生病，但悲哀抑鬱的情緒和悲觀的認知特徵還是可以斷定的，如果這種情緒持續的時間較長，則成為一種消極的心境。心境具有彌漫性，它不是關於某一事物的特定體驗，而是以同樣的態度體驗對待一切事物。《素問・舉痛論篇》指出："百病生於氣也。怒則氣上，喜則氣緩，悲則氣消，恐則氣下，驚則氣亂，思則氣結。"中醫理論認為，思傷脾，思則氣結，憂傷肺。過度憂傷悲哀，會耗傷肺氣，而思傷脾則會使脾失健運，氣機鬱結。所以，在抑鬱情緒下，人常不思飲食，情緒低落，悲觀自憐，聲音低微，不願活動。

現代精神醫學認為，情緒和認知、生理之間存在着複雜的交互作用，錯誤的認知會導致消極的情緒，而消極的情緒不僅會降低認知活動效率，使人喪失信心和希望，而且經常處於抑鬱焦慮等消極情緒狀態下，將有損身體健康。

關於消極情緒的治療，在現代臨床心理學中，一般或是通過矯正錯誤的認知來改善情緒狀況，或通過服藥改變生理來影響情緒變化。相比而言，中醫心理治療的特點在於：用一種情緒來制約或矯治另一種消極的情緒。在本案中，郝允的聰明之處在於針對監軍氣結的具體情況，就地取材，邀請了監軍懼怕的上級來責問之，使監軍受到一定程度的驚嚇刺激，以引導鬱結的氣機暢達起來，進而促使那長期彌漫的消極心境體驗自然消退。

尤其值得注意的是，本案例在病因解釋上採用了中醫心理學的七情致病之説，但在治療上並未機械地援用情志相勝療法。所謂情志相勝療法是指，依據不同情志之間相生相剋、相互制約的關係，以引發的一種情緒來制約或矯治另一種消極情緒的方法。如《素問・陰陽應象大論》中說："怒傷肝，悲勝怒"、"喜傷心，恐勝喜"、"思傷脾，怒勝思"、"憂傷肺，喜勝憂"、"恐傷腎，思勝恐"。顯然，郝允並沒有使用"怒勝思"和"喜勝憂"的傳統治療思路，而是對患者實施了"恐勝悲思"的方法，即通過恐懼的刺激激發患者出汗，通過出汗而使鬱結的氣發散，達到舒肝解鬱的治療目的。

知識拓展

名醫介紹

郝允（？－ 1054 年）北宋名醫。博陵（今河北定縣、蠡縣一帶）人。精通醫術，尤長脈診。治病多效，行醫四十餘年，活人甚眾。嘗將《內經》一書加以註釋，名為《素問箋》。太醫趙宗古等從其學。子懷質，傳其學，亦精脈診。

張杲（1149 － 1227 年），字季明，新安（今安徽歙縣）人。南宋著名醫史專家。張杲出生於名醫世家，少承家學，文化水平和理論素養較高。他一方面從事臨床診治工作，另一方面又發揮了以儒業醫的特長，從事醫學史料和禁方秘方的搜集整理。張杲的志願是從南宋以前各類文史著作和其他雜著中鈎稽醫學典故及傳説，收滿 1000 條，加以整理成書，傳達後世。1189 年，這部著作的初稿完成，以後又經過 36 年的增補修訂，於 1224 年定稿並刊刻，取名為《醫説》。本書廣泛收集了南宋以前的各種文史著作中有關醫學的典故傳説等資料。共十卷，分四十七門。是我國現存最早，載有大量醫史人物傳記和醫學史料的書籍。

15. 董書生臥眠神魂離體

心故事

南宋高宗紹興三年（1133），我暫住在四明（今浙江寧波）。當地一個姓董的書生，得了一種怪病，常常心神不寧，自覺睡覺時靈魂出殼，身在床而魂已飛散，時常被噩夢驚醒。為此惶惶不可終日，整夜不能入睡，曾多方求醫問藥，都不見效。聽說我在這裏，便來求診。我問他："以前為你看病的醫生是怎麼診斷的？"病人答道："眾醫生都認為我得的是心病。"我告訴他："從脈象看，你是肝經受邪氣侵擾，而非心病。因為肝經氣虛，又遭邪氣侵襲，肝主藏魂，魂不寧則生變異。正常情況下肝未受邪氣侵擾，所以睡覺時魂歸肝經，神明安寧睡眠好。你現在肝經受邪氣侵擾，魂不得歸藏，所以睡眠中魂不守舍，好似飛離了身體。肝主怒，怒則傷肝，所以稍稍發怒病情就會加劇。"董生聽了我解釋，高興地說："您的見解我以前聞所未聞，雖然還沒有服藥，但已覺得我的病好了不少，我很想再向您求藥治療。"……於是，我給他開了兩副處方，他服用一個月，就痊癒了。

經典原文

紹興癸丑，予待次四明。有董生者，患神氣不寧，每臥則魂飛揚，覺身在床而神魂離體，驚悸多魘，通夕無寐，更數醫而不效。予為診視，詢之曰：“醫作何病治？”董曰：“眾皆以為心病。”予曰：“以脈言之，肝經受邪，非心病也。肝經因虛，邪氣襲之。肝藏魂者也，遊魂為變。平人肝不受邪，故臥則魂歸於肝，神靜而得寐。今肝有邪，魂不得歸，是以臥則魂揚若離體也。肝主怒，故小怒則劇。”董欣然曰：“前此未之聞，雖未服藥，已覺沉疴去體矣，願求藥法。”……故予處此二方以贈，服一月而病悉除。

——南宋•許叔微《普濟本事方•卷一》

中醫心法

本案例中的董生“臥則魂飛揚，覺身在床而神魂離體”當屬於睡前意識朦朧中的意識障礙的表現，“驚悸多魘”則為前一症狀所帶來的情緒困擾。

人與動物都有意識，但動物只有環境意識，人類還有自我意識。所謂自我意識是指個人對主觀自身的認識。在臨床上，個體的環境意識障礙常見有：嗜睡、意識混濁、昏睡、朦朧狀況、夢遊症、神遊症、譫妄狀況、夢樣狀況等；自我意識障礙常見有：人格解體、交替人格、雙重人格、人格轉換等。意識障礙一般見於各種軀體性疾病、感染、中毒、顱腦損傷、顱腦腫瘤、癲癇發作等多種全身性疾病，也可見於癔症、躁狂症、反應性精神病、精神分裂症等。意識障礙多為短暫的精神障礙，持續時間可從幾秒鍾到數天、數週不等。意識障礙的治療一般隨原發疾病治癒而自癒，因此，診治原發疾病最為關鍵。

與西方臨床心理學相比，中醫心理學更趨向於從心身關係論治精神障礙。在本案例中，董生"每臥則魂飛揚，覺身在床而神魂離體"，這是指在睡前常有精神與身體分離的體驗，這種病態的體驗既有意識範圍縮小，清晰度水平降低的環境意識障礙，又有人格解體的自我意識障礙。許叔微從肝經受邪氣侵擾，肝主藏魂，魂不寧則生變異的角度對病症病機作了全新的解釋，而且更為患者所接受。

事實上，意識障礙與患者自己的主觀意志無關。或者説，雖然意識障礙是精神障礙，但不是由個人認識等心理因素引起的。因此，從這種意義上説，許叔微的解釋更接近董生所患疾病的本質。

知識拓展

名醫介紹

許叔微（1079 – 1154 年），字知可，宋代真州（今江蘇儀征）白沙人。曾為翰林學士，成年後發憤鑽研醫學，活人甚眾。所著《普濟本事方》又名《類證普濟本事方》，共收錄方劑三百餘副，按病種分為二十五門。是許氏數十年醫療經驗的結晶，採方簡要，理論清晰，有較高的實用價值。

16. 耶律敵魯以意療洩熱毒

心故事

耶律敵魯，字撒不碗，是遼代契丹族名醫。耶律敵魯通過觀察病人的形體和面色就可以推知其病因。雖然他並沒有診脈、問診，斷病卻十拿九穩。有一次，樞密使耶律斜軫的妻子患了重病，看了很多醫生都治不好。請敵魯來診，他觀察了病人後，對耶律斜珍說："病人心中鬱積了太多的熱氣，非藥物能將其治癒，需要進行心理治療。可以通過製造非常振耳的、令人煩躁的聲音，使她發狂，宣洩心中之毒即可。"耶律斜軫馬上安排屬下在屋外持續不斷地擊打鉦和鼓，噪聲震耳欲聾。第二天，他的妻子果然發起狂來，一邊大聲呼喊，一邊怒罵不已，直到筋疲力盡時才停止，但神奇的是，她的病果然痊癒了。

經典原文

耶律敵魯，字撒不碗。……精於醫，察形色即知病原。雖不診候，有十全功。……初，樞密使耶律斜軫妻有沉痾，易數醫不能治。敵魯視之曰："心有蓄熱，非藥石所及，當以意療。因其瞶，聒之使狂，用泄其毒則可。"於是令大擊鉦鼓於前。翌日果狂，叫呼怒罵，力極而止，遂癒。

——元・脫脫《遼史・列傳第三十八》

用弗洛伊德的精神分析學來看，人體是一個能量系統，該婦女“心有蓄熱”或稱之為內熱，也即體內精神能量和性能量過剩。從總體上看，能量是有限的，如果以某種方式釋放的能量多，那麼以另一種方式釋放的能量就會相對減少。如果釋放能量的某一種途徑受阻，它就尋求阻力最小的另一條途徑釋放。人的能量系統由性本能和攻擊本能所驅動，根據本我追求快樂的自發原則，生物機體總是傾向於把緊張減弱到較低的水平。因此，人的所有行為不僅是被決定的，而且多數行為是由潛意識所決定的。就本案例來說，該婦女所患疾病大致相當於現代醫學所說的癔症。所謂癔症，是一種精神障礙，有起病急，發展快，表現多樣，病程反復遷延，症狀做作、誇大、富有情感色彩，與暗示密切相關等特點，常見於青春期和更年期的女性。

癔症患者無法意識到自己病患的原因，一般醫生亦多從生理角度來考究病人的病因，並用藥物治療，而不知應為患者尋找合適的疏導能量、表達潛意識的途徑。耶律敵魯的高明之處，不僅在於他正確判斷了應對病人進行心理治療（意療），而且採用了一種激發患者發狂，宣洩心中壓抑之潛意識的獨特方法。正是通過了這種發洩，從而使該婦女體內的陰陽達到平衡，疾病不藥而癒。

知識拓展

癔症

癔症，又稱歇斯底里症，是指以解離症狀和轉換症狀為主要特徵的精神障礙。本病具有特定的人格素質和明顯的心理社會因素作為發病的誘因，但這些障礙並沒有可證實的器質性病變為基礎。癔症的表現可謂多種多樣，既可有類似神經系統疾病的運動、感覺等障礙，又可有類似各科疾病的各種內臟病變，也可有短期發作的精神症狀（變態心理症狀）。癔症一般可分為三種臨床類型：

1. 癔症性精神障礙：又稱分離型障礙。所謂分離是指不同的意識成分整合出現障礙，使得一些觀念和認知過程從意識的主流中分離出去。臨床表現為突發性的意識範圍縮小，具有發洩性的情感爆發，選擇性的遺忘或自我身份識別障礙。

2. 癔症性軀體障礙：又稱轉換型障礙。所謂轉換症狀是指由患者自己未察覺到的某種無意識動機或內心衝突促發的象徵性表達。主要表現為感覺障礙、運動障礙和軀體化障礙。

3. 癔症的特殊表現形式：（1）流行性癔症，是指在一起生活或經歷相同或具有相似觀念的人群的癔症集體發作，往往由一人初始發病，周圍目睹耳聞的其他人在自我暗示和相互暗示的作用下，相繼出現類似症狀，並迅速在該人群中爆發流行。一般歷時較短，多見於女性。（2）賠償神經症，常見於在工傷、交通事故、醫療糾紛中受害人往往因為經濟賠償爭論和訴訟過程漫長而表現為一些軀體症狀。此外，還有因為緊張而導致的書寫痙攣等職業神經症。

關於癔症的病因病理眾説紛紜，精神分析學派認為，癔症主要是由於患者的性心理發展固着於童年的戀父情結階段，其性衝動因為受到阻礙和壓抑，從而轉化為具有象徵性意義的軀體化症狀。患者在童年期的創傷性經歷可能是成年後發生轉換性和分離性癔症的重要原因。行為主義學派認為，轉換症狀是患者對生活挫折的一種應對方式，繼而又通過操作性條件反射使症狀被強化，患者因為具有“病人身份”而獲得免除責任、減輕生活壓力、依存需要得到滿足等益處。神經生理學認為，癔症患者意識狀況的改變和意識的分離，信息整合能力等認知功能的損害是發病的重要機理。

現代醫學對於癔症一般不主張應用藥物治療，只有在情感暴發狀態下，可以適當輔以短期的鎮靜劑或抗焦慮劑，以改變患者失常的情緒狀態。本病一般應以心理治療為主，暗示療法、催眠療法療效明顯。也可運用精神分析療法、系統脫敏療法、放鬆療法、生物反饋療法加強患者對症狀的反省自知力和自控性。

17. 張子和衝擊療法平驚嚇

心故事

金元之際，有個叫衛德新的人。有一次，他的妻子夜宿於某客棧。是夜正遇強盜來旅館打劫，衛氏驚嚇不已，墜落床下。自此以後，衛氏每聽到異常響動，便會驚嚇暈倒，不醒人事，以致家人走路都要躡手躡足，生怕弄出一點聲響嚇壞她。

衛氏患病一年多來，多方求醫，一般醫家都按心病來論治，施與人參、珍珠及定志丸等，但屢醫無效。於是，家人請名醫張子和來診。張子和一番望、聞、問、切之後說："這是驚症，不同於恐。驚者為陽，是由外界刺激引起的；而恐屬陰，病源在內；驚者，患者自己並無意識；而恐者則自知其因。中醫認為，足少陽膽經屬肝木，膽主司人的勇怯膽量，受驚嚇將導致膽氣受損。"

基於上述病機分析，他為衛夫人設計了一種心療方案。他先讓兩名侍女抓住病婦的兩隻手臂並將她按坐在高椅上，再在她的面前放一張小茶几，張子和指着茶几對那婦人說道："請娘子看這裏！"話音未落，"砰"地一聲，他猛地用棍子擊打在茶几上。病婦大驚。張子和說："我用木棍擊打茶几，你驚恐甚麼？"待病婦心神稍定，張子和又敲打小茶几，這回她不那麼膽戰心驚了。張子和又一連擊打了好幾遍，還擊打門框，叫人劃破病婦背後的窗戶紙。這時病婦心神已稍微平靜，轉驚為笑地問道：“這是甚麼療法呀？”張子和解釋說：“《內經》說‘驚者平之’。平，即平常、經常的意思，經常遇到的事情，必然就不會再驚怕了。”當晚，張子和又命人敲打病婦的門窗，從傍晚直到次日天亮。張子和認為，因為被驚嚇的人神氣向上飛揚，所以往下擊打木儿，可促使其朝下看，可以幫助她收斂其神氣。如此過了一二日，衛氏即使聽見響雷也不再驚怕了。

經典原文

衛德新之妻，旅中宿於樓上，夜值盜劫人燒舍，驚墮床下。自後每聞有響，則驚倒不知人。家人輩躡足而行，莫敢冒觸有聲，歲餘不痊。諸醫作心病治之，人參、珍珠及定志丸，皆無效。戴人見而斷之曰：“驚者為陽，從外入也；恐者為陰，從內出。驚者，為自不知也；恐者，自知也。足少陽膽經屬肝木，膽者，敢也，驚怕則膽傷矣。”乃命二侍女執其兩手，按高椅之上，當面前下置一小几。戴人曰：“娘子當視此。”一木猛擊之，其婦大驚。戴人曰：“我以木擊几，何以驚乎？”伺少定擊之，驚也緩。又斯須，連擊三五次。又以杖擊門，又遣人劃背後之窗。徐徐驚定而笑曰：“是何治法？”戴人曰：“《內經》云：‘驚者平之，平者常也。’平常見之必無驚。”是夜使人擊其門窗，自夕達曙。夫驚者，神上越也。從下擊几，使之下視，所以收神也。一二日，雖聞雷亦不驚。

——金•張子和《儒門事親•卷七•內形傷》

正確的治療必須基於準確的病因分析。本案中的婦人受到驚嚇的事件十分清楚，受驚嚇後對周圍的聲音刺激反應強烈也十分典型，但如何辨證卻有兩種不同的觀點。其一是眾醫生偏重臟腑辨證"作心病治之"的觀點。因為中醫認為，"心主神明"，"心者，神之舍也"。病婦既然容易暈厥，不省人事，理當是心神之病。其二是張子和偏重六經辨證的"從膽論治"的觀點。中醫認為，膽氣與人的精神情志活動有關，主決斷，膽氣虛則驚恐、失眠、多夢。事實上，這兩種辨證的差異只是由於中醫辨證理論的分野所造成的，從今天的心理學看來，這種差異可能已經不具有甚麼實際的意義了。

張子和與眾醫生在病因分析上的重要差別在於，他對驚與恐所作的心理學區分。他認為當事人的病患是受外界刺激而起，既與當事人的自我意識與認知無關，也非機體內臟氣血紊亂或由內心的心理困擾所致。用今天心理學的術語來說，驚嚇屬於由外界刺激所引起的應激反應或急性應激障礙，症狀與應激事件密切相關。而恐懼屬於慢性發病的神經性焦慮反應，是指個體對於某種特定的客觀事物或情境產生強烈的緊張與恐懼情緒，患者極力迴避，並伴有明顯的焦慮和自主神經功能紊亂症狀的一類神經症。患者明知那些事物並無真正的危險，恐懼反應是不合理的、不應該的，但其理智卻無法阻止恐懼的發生，難以自控。顯然，本案例中病婦所患疾病屬於前者，在刺激下產生一系列不由自主，無法自製的反應，當屬於一種因條件刺激形成的條件反射。

從操作程序和方法上來看，張氏所施行的治療方法與西方行為主義心理學的滿灌療法（衝擊療法）基本相同。通過人為製造的應激刺激，讓患者直接暴露在驚嚇的聲響刺激之中，而患者由於被兩個侍女制約，無法迴避焦慮刺激，其反應也從“大驚”逐漸減弱為“少定”、“驚也緩”，最後達到“聞雷亦不驚”治療目的。

知識拓展

治療本病的經典方藥

五磨飲子加減：沉香 10 克，烏藥 12 克，木香 6 克，枳實 12 克，石菖蒲 10 克，檳榔 12 克，藿香 12 克，甘草 6 克。水煎服。肝陽偏亢者，可加入鈎藤 12 克、石決明 30 克以平肝潛陽；若蘇醒後食慾不振，可加茯苓、白朮健脾利濕；若醒後悲傷欲哭，或哭笑無常，睡眠不寧者，可加茯苓、遠志、酸棗仁、生牡蠣等藥以安神定志，或加用甘麥大棗湯；若兩脅漲滿，喜歎息，加鬱金、香附疏肝理氣，白芍養血柔肝；若痰聲漉漉，痰多氣壅者，可加膽星、貝母、橘紅、竹瀝等藥以滌痰清熱。精神刺激等常可導致本證反復發作，平素可服逍遙散、柴胡疏肝散等以調和肝脾，理氣解鬱，防止復發。

18. 張子和以怒勝思療失眠

心故事

一位富家婦人，因思慮過度而患失眠之症達兩年之久，用藥皆無效。她的丈夫請來名醫張子和為其妻診病，張子和把過脈後說：“病人兩手脈象均為緩脈，這是因為脾主思，思慮太過則傷脾而導致的。”於是，張子和與其丈夫商議採用激怒療法。他故意向病家索要很多的診金，並在她家中飲酒多日，卻不開一方一藥就走了。見此情形，這位婦人大怒不已，出了一身汗，當天晚上就睏倦不堪，順利入睡，而且一覺睡了八九天才醒。從此飲食正常，脈象平和，疾病痊癒。

經典原文

一富家婦人，傷思慮過甚，二年不寐，無藥可療。其夫求戴人治之，戴人曰：“兩手脈俱緩，此脾受之也，脾主思故也。”乃與其夫以怒而激之，多取其財，飲酒數日，不處一法而去。其人大怒汗出，是夜睏眠，如此者八九日不寤，自是而食進，脈得其平。

——金·張子和《儒門事親·卷七·內形傷》

失眠，古代文獻中亦稱為“不寐”、“目不瞑”、“不得臥”等。按照中醫學理論，正常的睡眠，依賴於人體的“陰平陽秘”，臟腑調和，氣血充足，心神安定，心血得靜，衛陽能入於陰。如果由外感或內傷因素破壞了陰陽消長和相互轉化的規律，就會導致失眠。失眠輕者入寐困難，寐而易醒，或醒後不能再寐，亦有時寐時醒等；嚴重者則整夜不能入睡。失眠的發病率較高，臨床可見很多心身疾病患者都以失眠為主訴，或伴有失眠症狀。

中醫認為，失眠的病因病機有心神失養、情志所傷、心虛膽怯、痰熱內擾、心腎不交、心脾兩虛、瘀血內停、胃氣不和等多種情況。在本案例中，張子和通過診脈，認為該婦女是因思慮過度，傷及心脾，心傷則神不守舍，脾傷則生化之源不足，故血虛不能上奉於心，心失所養，出現不寐。對於這樣一個並不複雜的脈象，之前為她診治過的醫生辨證應當也不會錯，卻為何“用藥皆無效”？這可能是因為之前的醫生只關注病人的軀體症狀，多用健脾安神的藥物，忽略了患者起病的主因——思慮過度。至此，深諳“心病終須心藥醫”之理的張子和，另闢蹊徑，未用針藥，而是採用了情志相勝療法中“怒勝思”的心理治療方法。

情志相勝療法是指醫生有意識地運用一種人為引發的情緒刺激，制約或消除患者另一種過度的情緒，從而達到治療某些心身疾病的目的。中醫認為，脾屬土，在志為思；怒為肝志，肝屬木，故怒勝思。怒則氣得升發，被引發出來的怒氣有助於打開鬱結的氣機，促進脾的運化功能，氣血得生，心神得養，失眠自愈。然而，究竟如何引發患者的憤怒，並沒有固定的模式，需要醫家根據患者的實際情況隨機設計。張子和的聰慧在於他能夠根據富貴人家對金錢的價值觀，迅速設計好一個適宜的治療方案，並注意事先和患者的家屬溝通協調，得到了患者家人的知情同意與配合，引發出了病婦的憤怒情緒。

中醫情志相勝療法，是經由歷代醫家在臨床實踐中的不斷發展和完善，形成的一套極具中醫特色的心理治療方法。該治療方法的思想基礎是：情緒並無好壞，只有過與不及之分，任何情緒發而中節為健康，過則為疾；各種情緒之間是相互關聯和制約的，即使是怒、悲、恐這些被西方心理學認為是消極情緒的東西，中醫亦可以拿來當做制約另一種過度情緒的治療工具。

知識拓展

名醫介紹

張子和（約 1156 – 1228 年），名從正，字子和，號戴人，金代河南籍著名醫家，曾當過太醫。因為他主張祛邪以扶正，治病善用汗、吐、下三法，後世稱攻下派，其先攻後補之治法一反當時濫用溫補之時弊。張子和還是中醫心理療法的一代大師，善用心理療法治療精神疾患。他的臨床經驗經整理，被輯成《儒門事親》十五卷。

失眠症的方藥治療

主方為安神湯加減。組成有：生地 10 克，酸棗仁 10 克，鈎藤 20 克，夜交藤 15 克，白芍 10 克，龍骨 10 克，茯苓 20

克，杜仲 10 克，丹參 10 克，黃連 10 克，肉桂 2 克。加減：陰虛證見心煩不寐，口乾少津者加麥冬 10 克，石斛 20 克；陽虛證見神疲乏力，面色不華，舌淡苔薄，脈細弱者加仙靈脾 10 克，仙茅 10 克；煩躁易怒者加焦梔子 10 克，膽草 6 克；心悸怔忡，頭暈目眩加磁石 20 克，珍珠母 20 克；肝鬱脅痛加香附 10 克，鬱金 10 克。服法：水煎服，每日 1 劑，分 3 次飲服。

19. 張子和以喜勝怒療癲狂

心故事

項關令的妻子患了病，不飢不食，還常呼叫怒罵，惡言不斷，甚至揚言要殺掉周圍的人。多位醫生為她診病開藥，但幾近半年的時間，病情還是沒有得到緩解。於是，項關令請來名醫張子和為其妻診治。張子和問診後說："這個病是很難用藥治好的"。於是，他找來兩名歌女，給她們誇張地塗脂抹粉，扮作演戲的伶人，搔首弄姿，病婦見狀不禁大笑。第二天，張子和又讓這兩名歌女表演摔跤，動作十分滑稽，又引得病人開懷大笑。與此同時，醫生還特意在病婦身旁安排了兩名食量大、胃口好的婦人陪伴。進餐時，故意要她們一邊狼吞虎嚥，一邊說飯菜美味可口。病婦見狀，也開始索要同樣的佳餚來品嚐。沒過幾天，病人怒氣漸消，胃口漸開，沒有服藥病就自然好起來，後來還生育了一個孩子。

經典原文

項關令之妻，病飢不欲食，常好叫呼怒罵，欲殺左右，惡言不輟，眾醫皆處藥，幾半載尚爾。其夫命戴人視之。戴人曰："此難以藥治。"乃使二娼各塗丹粉，作伶人狀，其婦大笑。次日又令作角觝，又大笑。其旁常以兩個能食之婦，誇其美食，其婦亦索其食，而為一嚐之。不數日怒減食增，不藥而瘥。後得一子。

——金・張子和《儒門事親・卷七・內形傷》

本案例中的病婦表現為一系列的精神運動性興奮躁動，和疑似被害妄想的症狀，而且病程已超過半年，故估計為精神分裂症。對於此類癲狂症一般應使用藥物治療，在張子和之前，眾醫生已經為該病婦診治近半年，應該已經為康復打下一定的基礎。一般來説，即使是對於抗精神病的化學合成藥物來説，要徹底消除妄想通常也需要月餘到數月，何況療效較緩慢的中藥，“幾半載尚爾”也不屬奇怪。換而言之，以當時的醫學水平，中藥治療可以調節臟腑氣血偏盛、偏衰的問題，但對情緒和行為問題的糾正卻無能為力。

基於眾醫生藥物治療尚不能解決的情緒和行為問題，張子和採用了情志相勝的幽默療法和行為模仿療法。所謂情志相勝法，是利用情志之間相互制約的關係來進行情緒矯治的心理療法，具體包括悲勝怒、恐勝喜、怒勝思、喜勝悲、思勝恐。事實上，在臨床中不必拘泥於傳統的五行制勝的理論，只要採用具有相互制約關係的情志來制約彼此相反的、過度的情感情緒，就可以達到促使陰陽協調平和的治療目的。如怒可勝恐，恐也可勝怒；喜可治悲病，悲也可治喜病。在本案例中，張子和就是不拘古法，採用了“喜勝怒”的治療方法，用歌伎的幽默打扮和滑稽的摔跤行為引發了患者的大笑，因而制約了當事人呼號叫罵、惡言不斷的憤怒。

為了解決病婦病飢不欲食的問題，張子和根據中醫“補其不足，瀉其有餘，調其虛實，以通其道爾去其邪。”的治則，運用了模仿學習的原理，安排了一場關於進食的模仿學習情景。所謂模仿學習，又叫觀察學習，是指個體通過觀看他人的行為而習得某種行為的過程。其核心在於學習新的行為或恢復原來被抑制的行為，是補其不足的治療方式。其中被模仿者稱為示範者。研究表明，示範者的性別、年齡特徵與模仿者越相似，促進模仿的效果就越好。本案例中，醫生選擇的示範者，與患者的性別和年齡較為吻合，其示範的內容和扮演的行為也完全服務於治療目標。模仿學習可分為主動模仿學習和被動模仿學習，本案例中的病婦當屬被動模仿學習一類。美國心理學家班圖拉曾提出模仿學習有三個主要的心理效應：即示範效應、抑制—去抑制效應和誘發效應。病婦通過觀察旁邊的示範者大吃美食的情形，主動提出要嘗試進食。可見，此情此景促使她恢復了進食的慾望和行為，尤其是兩個婦女對美味佳餚的誇讚，更是一種"代償性強化"或"替代強化"，進一步誘發了病婦進食的慾望和行為。

要特別說明的是，運用行為療法矯治精神病性障礙者的不適應行為，並不等於精神病本身被治癒，而只是促使其行為方式更有利於維持其正常生命之所需和日常起居生活之規範而已。張子和雖然解決了患者不進食和怒罵人的行為，但這並不等於徹底治癒了這個疑為精神分裂症的重性精神病患者。

知識拓展

行為主義心理學治療觀簡介

行為主義心理學認為，只要以普通心理學中的學習原理為基礎，就可以解釋一切正常心理和變態心理的形成。認為變態行為和正常行為之間並沒有質的區別，而只是數量上的差異，即過剩和不足。否認行為的遺傳和本能的作用，認為環境和教育決定人的一切。

因此，“學習”是行為主義設計和指導心理治療的核心概念。治療只需就事論事，不必考慮深層的原因，治療就是“去其有餘，補其不足”。只要當事人的行為發生了改變，其認知和情緒就會改變。

行為主義心理學認為，學習有三種類型：一是經典的條件學習，一種條件反射的學習建立必須依賴於一種無條件反射的規律；二是操作學習，即自發性行為在先，強化在後；三是觀察模仿學習，是個體通過觀察他人而習得複雜行為的過程。行為主義應用這三種學習方式設計和指導行為治療。

20. 張子和以謔散氣結

心故事

息城（今河南信陽息縣）有一位司侯，為人至孝。他的父親不幸為強盜所殺，聽到這個消息，司侯悲痛欲絕。哭罷，便覺得心口疼痛，日增不息，月餘時間以來，在心口處好像有一個塊狀物，如杯倒扣之上，疼痛持續而劇烈，用過許多藥都無效。一些醫生建議用針刺艾灸，病人又不願意，於是便向名醫張子和求救。

張子和如約來到司侯家中，恰逢巫師在做法事。於是，張子和故意模仿巫師，手舞足蹈，並用一些話來戲謔司侯，病人忍不住大笑起來。笑過之後，要求病人面壁靜思。一兩天後，心下的塊狀物和疼痛都消失了。張子和解釋說："《黃帝內經》中說，憂傷過度則氣結不行，適度喜樂則脈行通利，還說喜能勝悲。《內經》中已經記載了這麼好的治療方法，不知為何還要用針灸呢？！那只會增加病人的痛苦而已。"

經典原文

息城司侯，聞父死於賊，乃大悲哭之。罷，便覺心痛，日增不已，月餘成塊狀，若覆杯，大痛不住，藥皆無功，議用燔針炷艾，病人惡之，乃求於戴人。戴人至，適巫者在其傍，乃學巫者，雜以狂言，以謔病者，至是大笑不忍，回面向壁。一、二日，心下結塊皆散。戴人曰：“《內經》言‘憂則氣結，喜則百脈舒和。’又云‘喜勝悲’。《內經》自有此法治之，不知何用針灸哉！適足增其痛耳。”

—— 金・張子和《儒門事親・卷七・內形傷》

中醫心法

中醫認為，氣不僅是構成人體和維持人體生命活動的最基本物質，而且氣的運動變化是生理和病理變化的基本機制。氣機循常有序，則人體呈現常態；氣機紊亂失常，則呈現病態，故《素問・舉痛論》說：“百病生於氣也”。

導致人體氣機紊亂的原因有很多，其中情緒對氣機的影響最為迅速和顯著。情緒過激是導致氣機失常的常見病因。在此案例中，司侯因喪父而悲傷過度，導致氣結於心下，故心口疼痛難忍。從現代心身醫學的角度來分析，本案例的症狀為情緒問題的軀體化所導致，即由於植物神經功能紊亂導致胸口處至劍突下平滑肌群的異常抽搐緊張，故有“成塊狀，若覆杯”的臨床症狀，但實際上並沒有實質性腫塊或其他佔位性病變。

在治療方案的制定上，張子和依據《內經》中的“喜勝悲”的理論，利用了當時有巫師作法的場情，藉題發揮，戲謔病人，使病人笑而忘憂，氣機因而舒通。從現代心理學和心身醫學來看，張子和的療法既有行為角色扮演，也有幽默治療和放鬆療法的成分。笑，不僅是一種愉快輕鬆情緒的體驗，而且是一種通過笑肌群的放鬆來拮抗胸口肌肉緊張的行為治療。

張子和的診治思路和方法給我們的啟示：一是注意吸收此前醫生用藥皆無功的教訓，不在更新方劑的思路上費神，而是大膽地另尋新的治療途徑和方法；二是在了解發病原因的基礎上，排除心下疼痛結塊為血證或實證的誤診，確定為情志疾病；三是雖然其他醫生“議用燔針炷艾”的治療方法，但“病人惡之”。而中醫認為，“凡刺之法，先必本於神”(《靈樞•本神》)，“病不許治，病必不治”(《素問•五臟別論》)這也就意味着針灸之法並不適合那些害怕、討厭、或不相信針灸的病人。正是在這一特殊情況下，張子和遵循《內經》中“喜勝悲”的治則，並具有創意地具體發揮了這一方法。

知識拓展

幽默療法

幽默是人類的一種智慧，是人類傳遞情感和激發快樂的最簡潔的方法。經過臨床觀察和實驗，現在普遍認為幽默有如下促進健康的功能：

(1) 激活免疫系統。幽默引發的大笑能夠提高免疫系統的功能，增強人體的抗癌能力。

(2) 減少壓力荷爾蒙，緩解疼痛。大笑可以刺激大腦分泌一種讓人開心的激素——內啡肽，其止痛作用遠遠強於嗎啡。

(3) 促進肌肉放鬆。大笑能促使植物神經功能的平衡調整，使肌肉放鬆。

(4) 促進有氧深呼吸。大笑能促使更多的空氣吸入肺部，不僅提高換氣量和血氧飽和度，有助於心臟供氧，而且對哮喘病人也有一定的治療作用。

(5) 有助於慢性萎縮性胃炎患者的康復。幽默療法可以明顯改善胃炎患者在軀體化、抑鬱、焦慮、精神病性等方面的症狀。其總有效率和痊癒率都高於單純的藥物治療。

中醫關於積聚徵候的鑒別

"積聚"是指腹內結塊，伴有脹痛為主要特徵的病證總稱，又稱癖塊、痃癖、痞塊。一般"積"為臟病，屬血分，病程長，病情重，且腹塊有形，痛有定處。"聚"為腑病，屬氣分，病程短，病情輕，腹中結塊無形，時聚時散，痛無定處。積聚的成因多由情志不舒、飲食不節、起居失宜，導致肝氣鬱結，氣滯血瘀；或脾失健運，食滯痰阻而引起。積聚初期以實為主，治以攻邪為主，兼以扶正；後期多為虛中挾實，治當以扶正為主，兼以攻邪。

情志失調所致"聚證"的方藥治療

可用逍遙散、木香順氣散加減。方以柴胡、當歸、白芍、甘草、生薑、薄荷疏肝解鬱；香附、青皮、枳殼、鬱金、台烏藥行氣散結。如脹痛甚者，加川楝子、延胡索、木香理氣止痛；如兼瘀象者，加延胡索、莪朮活血化瘀；如寒濕中阻，腹脹，舌苔白膩者，可加蒼朮、厚朴、陳皮、砂仁、桂心等溫化藥物。

21. 張子和巧治狂癲之症

心故事

一男子不慎從馬上跌落後發狂，怒目圓睜，口吐狂言，六親不認，赤裸着身子到處亂跑，粗言俗語，罵不絕口，而且氣力倍增，三五個人都不能制服他。家人燒符設壇祭神，請巫做法事，都無濟於事。丹砂、牛黃、犀角、珍珠、樟腦、麝香等貴重藥物用盡，也不見療效。家中資財散盡，已近蕭條敗落。無奈之下，家人不遠百里，求張子和大夫前往診治。張子和了解病情之後，設計了一個獨特的治療方法。他叫人把一個車輪埋於地中，中間直立一根車軸高出地面約兩丈，上面再安裝一個中等大小的車輪，在車輪外周鑿出一個盆狀的空穴，將那發狂的病人呈伏臥狀用繩綁牢在上，並襯以軟墊保護。然後，命一人在下面的車輪機關處用木棒攪繞，使上面的車輪旋轉。當車輪旋轉了千百遭後，病人吐出的青黃色涎末有一二斗，繞車輪數周。這時病人開口說道："我受不了，是否可以將我解下來。"家人依從其意，將其解下，他向人要涼水喝，家人給他拿來冰水，他一連喝了數升，癲狂之證終於好轉。

經典原文

一男子落馬發狂，起則目瞪，狂言不識親疏，棄衣而走，罵言湧出，氣力加倍，三五人不能執縛。燒符作醮，問鬼跳巫，殊不知顧。丹砂、牛黃、犀、珠、腦、麝，資財散去，室中蕭然。不遠二百里，而求戴人一往。戴人以車輪埋之地中，約高二丈許，上安之中等車輪，其輞上鑿一穴，如作盆之狀，縛狂病人於其上，使之伏臥，以軟裀襯之，又令一人於下，坐機一枚，以棒攪之，轉千百遭，病人吐出青黃涎沫一、二斗許，繞車輪數匝。其病人曰："我不能任，可解我下。"從其言而解之，索涼水，與之冰水，飲數升，狂方罷矣。

——金•張子和《儒門事親•卷七•外形傷》

中醫心法

本案例中的男子所患之病，中醫辨證為狂證。兩千多年前的中醫典籍《黃帝內經》中就有癲狂病的記載，中醫認為本病的發生與應激刺激、精神創傷和心火太盛、痰迷心竅的體質有關。

從現代臨床心理學來看，中醫所説的癲狂之證大體上包括精神分裂症、躁狂型精神病及應激相關障礙等精神疾病。本案例中的男子因騎馬摔落在地，受到驚嚇，即刻急性起病，主要表現為意識障礙和精神運動障礙，當可診斷為反應性精神障礙中的急性心因性反應。急性心因性反應一般要經過衝擊期、精神錯亂期和重建平衡期三個階段。

在本案例中，特別值得一提的是張子和設計的治療方法。他就地取材，利用當地常見的車輪裝置對患者施以旋轉衝擊治療。用旋轉的車輪模仿、重現患者在馬上顛簸受驚的刺激情境，最大限度激發他緊張、驚恐、焦慮等強烈的情緒反應，最終使患者的驚恐反應因鈍化或自行耗盡而降低。衝擊療法又稱為滿灌療法，依據經典條件反射原理中的超限制抑制現象而設計，即如果條件刺激重複多次而無強化，條件反應便會逐漸減弱並消失。如果刺激足夠強烈，反應則會鈍化，或反應因自行耗盡而降低。其原理正如中醫所説的“驚者平之”。衝擊療法一般多用於治療恐懼症。

張子和實施的衝擊療法的可圈可點之處在於：一是治療設施就地取材，治療方法因事而異。既然當事人是從行進中的馬背上摔下來的，那麼，選擇旋轉的車輪就是一個合適的恐怖刺激；二是充分考慮到被安置在高處，不斷旋轉的患者的人身安全；三是使衝擊刺激達到了當事人所能忍受的最大極限，這是收到療效的關鍵。衝擊治療並不令人舒適，所以患者從一開始就會叫嚷要停止治療的，而如果此時停止治療就會前功盡棄。

知識拓展

中醫關於癲與狂證的鑒別

癲與狂，都屬於神志失常的疾病，青壯年多見，症狀近似而不易區分。癲病多因情志所傷，或先天遺傳，致使痰氣鬱結，蒙蔽心竅，陰陽失調，精神失常所引起的以精神抑鬱、表情淡漠、沉默癡呆、喃喃自語、出言無序、靜而多喜少動等為特徵的臨床常見神志病。狂病則因五志過極，或先天遺傳，致使痰火壅盛，閉塞心竅，神機錯亂所引起的以精神亢奮、狂躁不安、罵人毀物、動而多怒、甚至持刀殺人為特徵的臨床常見神志病。癲病與狂病兩者相互聯繫，相互轉化，故常並稱癲狂。

狂證的方藥治療

據《臨證指南醫案・癲狂》記載：“癲之實者，以滾痰丸開痰壅閉，清心丸瀉火鬱勃；虛者，養陰而通志，歸脾、枕中之類。”“狂之實者，以承氣，白虎直折陽明之火，生鐵落飲直制肝膽之邪；虛者，多以壯水以制火，二陰煎之類。”本案例中，患者應屬狂病痰火擾心之證，可用生鐵落飲，方中生鐵落重鎮降逆，膽南星、貝母、橘紅等清滌痰濁；菖蒲、遠志、茯神宣竅安神；麥冬、玄參、連翹養陰清熱。

狂證的吐下療法

治療狂病初起，形神未衰者，尚可選用湧吐或攻下法。湧吐，常用瓜蒂、防風、藜蘆，搗成粗末，先煎三五劑，取300－500ml 徐徐灌服，以吐為度，不必盡劑；攻下，常用大黃、芒硝、牽牛子、蘆薈等，也可用甘遂末 1－3g，裝於膠囊，清晨空腹吞服。無論湧吐或攻下，皆不宜久服，應中病即止，免傷正氣，吐法劇烈，更宜慎用。

22. 楊醫生移精變氣止洞泄

心故事

曾經聽聞山東有位姓楊的醫生，為一位府主治療腹瀉不止。楊醫生開始時並沒有專門面對病人進行望、聞、問、切。而是與周圍眾人一起談論日月星辰運行的規律和風雲雷雨氣象變化的奇聞趣事，且興致盎然，一直聊了三四個時辰，連病人也聽得入神，忘記了上廁所這回事。事後，楊醫生曾說："治療腹瀉不止的病人，應先問他有何閒情興致，如愛好下棋者就和他對弈；如愛好音樂者就給他笙笛等樂器，叫他演奏而不要停止。他精力集中於興趣之上，不再時時關注自己的病情，洞泄將自然減少。"

經典原文

昔聞山東楊先生，治府主洞泄不止。楊初未對病人，與眾人談日月星辰躔度及風雲雷雨之變，自辰至未，而病者聽之而忘其圊。楊嘗曰："治洞泄不已之人，先問其所好之事，好碁者與之碁，好樂者與之笙笛，勿輟。"

——金・張子和《儒門事親・卷三・九氣感疾更相為治衍》

中醫心法

洞泄，亦即腹瀉，《黃帝內經》中亦稱為"鶩溏"、"飧泄"、"注下"等，是以排便次數增多，糞質稀溏或完穀不化，甚至瀉出如水樣為主症的病證。中醫將大便溏薄而勢緩者稱為泄，大便清稀如水而勢急者稱為瀉，後一般統稱之泄瀉。中醫認為，泄瀉的病因主要有感受外邪、飲食所傷、情志不調、稟賦不足，及久病臟腑虛弱等。

從本案例運用心理療法能夠取效的情況來看，該病人所患泄瀉當為情志失調所致的精神性多便。楊醫生通過轉移患者對自己內臟異常感受的注意力，使其在不知不覺中延長了排便的間隔時間，症狀得到改善，說明當事人對腸道內感受性的過分敏感為其"洞泄不止"的主要病理機制。人們常以為腹瀉都是感染性的，或外因性的，事實上，腹瀉也有心因性的。《素問・舉痛論》中說："怒則氣逆，甚則嘔血及飧泄。"《景岳全書・泄瀉》中也說："凡遇怒氣便作泄瀉者，必先以怒夾食，致傷脾胃。"陳無擇在《三因極一病證方論・泄瀉敍論》也認為："喜則散，怒則激，憂則聚，驚則動，臟氣隔絕，精神奪散，以致溏泄。"現代醫學將情志因素引起的無菌性腹瀉稱之為"精神性多便"，臨床上還可常見有精神性多尿、膀胱激惹綜合症等類似的心身疾病案例。

現代心理學認為，人的注意可以分為有意注意和無意注意。當一個人自覺地注意某一點時，叫做有意或主動注意；而不自覺的或被動的注意則叫無意識的或不隨意的注意。心身性疾病的發生、發展與注意的變化密切相關。

在心身疾病的發病過程中有一種精神交互作用的機制，這是指因某種偶爾的身體異常感覺引起了個體對該局部的注意力集中，那麼，這種感覺就會變得敏鋭起來，而這一感覺的過敏又會越來越吸引注意進一步固着於它。這樣一來，感覺與注意彼此促進，交互作用，惡性循環，致使該病態的感覺越來越強大和固着起來。臨床常見的頭暈、心悸、失眠、胃脹、麻痹發作、疼痛發作、注意力分散等感覺其實是誰都可能遇到的偶然體驗，如果當事人把這些感覺或體驗當作異常的病態現象，進而引發出對這種現象的恐懼或預期不安，由於精神交互作用使這種不安逐步加深，乃至固定成慢性的長期的症狀。

根據注意力在心身疾病病理過程中的作用，醫生可以通過調動患者的有意注意，或利用突然的、意外的刺激使患者產生無意注意，以改變患者原來對軀體或軀體局部的過度注意來達到治療的目的。這種方法可視為中醫"移精變氣"法的靈活應用。

知識拓展

移精變氣

"移精變氣"一語出自《素問•移精變氣論》："古之治病，唯其移精變氣。"是指運用各種方法轉移和分散病人精神意念活動的指向，排遣某些過度的情思和注意力，促進紊亂的臟腑功能恢復平衡，以緩解或消除由情志因素所引起的疾病的一種心理療法。

"移精變氣"適用範圍寬廣，可用於因過分注意而產生的異常感知覺和病態行為；或因患者過分注意軀體某些部位而產生的強化了的病態條件反射；以及由於患者過分關注自己的病痛而產生的情緒障礙。"移精變氣"的具體實施方法可根據病人的不同病情、不同心理和不同的環境條件而進行有針對性的設計。

23. 莊醫生以恐勝喜治怪疾

心故事

聽說莊先生曾經醫治一名因狂喜而生病的患者。莊先生為其把脈後不覺失聲叫道："不好！"然後他佯裝要回家取藥而離去。那病人眼巴巴等了好幾天也不見醫生回來，他自個兒尋思，醫生都不願回來了，看來我真的已病入膏肓，無藥可醫了。想到這裏，他悲痛欲絕、痛哭失聲。而後，他召來親友，做臨終的告別，說："我將不久於人世了。"莊先生雖然離開了，但一直在暗中密切關注病人的情緒反應。聽說了這個情況後，預測他的病就快好了，便回來安慰他。果不出所料，不久，這個病人真的康復了。病人問這是甚麼原因，莊先生引用《素問》中的話作答："這就是以恐勝喜。"

經典原文

聞莊先生者，治以喜樂之極而病者。莊切其脈，為之失聲，佯曰："吾取藥去。"數日更不來，病者悲泣，辭其親友曰："吾不久矣。"莊知其將癒，慰之。詰其故，莊引《素問》曰："懼勝喜。"

——金・張子和《儒門事親・卷三・九氣感疾更相為治衍》

中醫心法

本案中的當事人由於大喜過度而患病，中醫稱之為"大喜之症"，或簡稱"喜症"。相當於現代精神醫學中所說的精神分裂症、癔症、躁狂型、反應性精神病、老年性癡呆等精神障礙。喜樂本為積極的情緒，有利於身體健康，但是，喜樂過度，則又可使心神受傷。如《靈樞•本神》説："喜樂者，神憚散而不藏"。《素問•陰陽應象大論》中也説："人有五臟，化五氣，以生喜、怒、悲、憂、恐。故喜怒傷氣，寒暑傷形。暴怒傷陰，暴喜傷陽。"可見過喜或暴喜將導致神不守舍，心氣渙散，注意力不集中，舉止癲狂。

中醫對"喜症"的治療多採用"恐勝喜"的情志相勝療法。這種治療方法是根據五行相剋的理論，利用誘發出來的一種情緒去制約另一種不良情緒的心理療法。所謂"恐勝喜"就是利用誘發出來的恐懼情緒去制約過喜的不良情緒。本案例中莊先生採取"按脈失聲"與"取藥數日不至"的方式營造出一種患者病入膏肓、無藥可救的假象，刺激其產生恐懼情緒。病人以為自己身患重病，驚恐悲痛不已，得以從狂喜的病態中解脱出來。

"恐勝喜療法"適用於癔症、欣快症、情感性精神障礙、表演型人格障礙等"喜症"患者。尤其是有些人由於突如其來的高興事而激動興奮不已，不能自制，甚至影響工作、學習和正常生活時，可適當採用此法，往往能立即奏效。如《儒林外史》中的范進中舉後，因過喜而癲，後請他最懼怕的岳父胡屠夫打了他一記耳光而治癒，就是一個經典的故事。

實施"恐勝喜療法"的難點在於對情志刺激的選擇以及強度的控制。一般應該注意以下三點：一是要因人而異選擇合適的誘發刺激。要根據患者的具體情況選擇合適的恐懼刺激，如本案例中並沒有直接用恐怖之言驚嚇之，而是通過醫生人為製造一些假象，讓患者猜測自己患有不治之症而懼怕起來，既達到了誘發恐懼情緒的目的，又不至於使情緒變化過快，還為醫生後面的解釋留有餘地；二是要根據病人對刺激的敏感程度，決定刺激的強度和實施方式，使給予的刺激超過或壓倒致病的情志。三是實施治療性刺激之後，還要適時適當給予解釋安慰，以免又因恐致病。本案例中的醫生其實一直在密切關注患者的病情發展，一旦病人的情緒由過喜轉變為恐懼悲哀之時，他便立即趕到患者家中對其進行勸慰解釋，以消除其恐懼和悲哀的心情，促進心境平復。

知識拓展

現代生理學對中醫"恐勝喜"理論的解釋

現代生理學認為，在喜悅狀態時，機體血液循環速度加快，血壓升高，心臟負擔增加；而當人感到恐懼時，下丘腦就會快速啟動，腎上腺素等荷爾蒙激素分泌增加，而去甲腎上腺素主要激動 α 受體，對 β 受體的激動作用很弱，具有很強的血管收縮作用，從而使全身小動脈與小靜脈都收縮，血管外周阻力增高，所以說"恐能勝喜"。

"喜症"的針灸療法和藥物治療

"喜症"除了採用情志療法之外，還可以採用針灸療法和藥物治療。針灸治療是指根據疾病所在臟腑經絡的不同，取心經、心包經、腎經合膀胱經、心經合小腸經、脾經等進行治療。藥物治療則是根據對具體病因病機的分析，結合臟腑辨證，採用清心瀉火、清熱豁痰、疏肝清熱、益氣活血、交通心腎等方法。

24. 王中陽順意從慾療心病

心故事

某婦人由於懷疑丈夫有外遇，因而心理失常，胡思亂想，晝夜語無倫次。全家急得團團轉，不知如何是好，只好請王中陽大夫前來診治。王中陽給她開了八十顆滾痰丸服下後，該婦人即可以安睡不再胡言亂語了。第二天晚上，又服了一次藥，病婦吐出了一些鬱積已久的痰，感覺好多了，並對先前自己的言行感到羞慚臉紅，飲食起居也正常起來，過了五、七天還能做針線活了。只是情緒還比較低落。

王中陽擔心她的病還會復發，於是暗中安排兩人故意在病婦面前聊天說："可憐的某某婦人中暑暴死了。"患者一聽，自己丈夫的"相好"死了，心中暗喜，便問："你如何知曉的？"那人說："我恰好看見她丈夫在準備後事呢。"自此，患者臉露喜色，病也就痊癒了。王中陽再問其家裏人："患者的月經是否通暢？"病婦的婆婆說："她不吃不喝已一個多月，身體瘦弱，恐怕月經不通吧。"王中陽說："等到患者經血稍鮮時，便來我這裏取藥。"不久患者家裏就如此來報了，王中陽囑咐給該婦女服用滋血湯，繼而又服增損四物湯，調理了半個月，病就全好了，不再復發。

經典原文

王中陽治一婦，疑其夫有外好，因病失心狂惑，晝夜言語相續不絕。舉家圍繞，捉拿不定。王投滾痰丸八十丸，即睡不語。次夜再進一服，前後兩次逐下惡物，患人覺知羞赧，遂飲食起坐如常，五七日能針指。終是意不快，王慮其復作。陰令一人，於其前對旁人曰：“可憐某婦人，中暑暴死。”患者忻然。問：“汝何以知之。”說者曰：“我適見其夫備後事也。”患者有喜色，由是遂痊。王再詢其家人曰：“患者月水通否？”其姑曰：“近來月餘不進飲食，瘦損羸劣，想不月也。”王曰：“如血稍鮮時，即來取藥。”既而報曰：“血間鮮紅矣。”即令服婚合門中滋血湯主之。再服增損四物湯，半月全安，更不舉發。

——清・俞震《古今醫案按・癲狂》

中醫心法

本例中的婦女因懷疑其夫有外遇，情緒鬱結，屈無所申，怒無所洩，以致肝鬱日久化火，肝火上擾心神，中醫辨證為“狂證”，狂證的發生多與七情內傷和心理素質不佳有關。此病初期以情緒高漲為主，多見興奮話多，夜不寐，好外走，喜冷飲，喜動惡靜。病情進一步發展，漸至頻繁外走，氣力倍增，剛暴易怒，登高而歌，部分患者亦可出現呼號罵詈，不避水火，不避親疏等嚴重症狀。

從西醫角度來看，本案中病婦的症狀與躁狂症表現相似。躁狂症是一種心境障礙，其典型症狀有：情感高漲或易激惹，睡眠減少；思維活動加速，聯想加快；言語動作增多，行為輕率，性慾亢進。

此婦女從發病到王中陽大夫診治，已表現為標實本虛，虛實夾雜。故初期治療當以洩火豁痰，化瘀通竅為主；後期則以補益心脾，滋陰養血，調整陰陽為輔。王中陽還十分重視藥物調理和心理治療的綜合運用，根據"順意從慾法"的原理，對患者的心理進行了暗中處理，以治其心病，雖然其具體方法不可取，但因人而異，因時代而異，還是可以理解的。總體來看，其治療程序與現代精神病治療的程序幾乎完全一致。即先用藥物控制症狀，再用心理治療調整心態，續用藥物和營養物調養身體。

所謂"順意"，就是順從患者的願望和情志；"從慾"，就是對病患的種種心理需要，予以適當合理的滿足。在客觀條件及倫理道德許可的前提下，尊重、同情、體諒、遷就和滿足病人的情志，有助於消除病人的致病心因，改善其精神狀態。本療法獲效的關鍵在於醫生要全面了解患者的發病經過、生活經歷、境遇變故、個性特徵等情況，準確地分析和把握其致病心因與疾病的因果關係，才能確定採取何種具體的方法。這些方法既無一定的常規，亦無不變的方略，醫者應以意度之，因人、因事制宜。

在實際操作順意從慾療法時，需要注意以下三點：一要看需求是否合情合理，是否符合人的正常需要；二要看需求是否現實可行；三要看需求是否適度適量。對於那些不切合實際、胡思妄想、淫邪放縱之類有悖社會公共道德的慾念意願，當然不適合採用該法。

知識拓展

中醫對"狂證"的主要療法

（1）食療法。東晉葛洪在《肘後備急方》中介紹燒蝦蟆搗末服，可治療"卒發狂"。唐代孫思邈在《備急千金要方》中介紹"豬肉，主狂病多日不癒"。明代龔廷賢在《壽世保元・卷五・癲狂》中記載"用白雄雞兩隻，煮熟，五味調和，作羹食。"可以用治狂證"不欲眠，妄行不止"。元代忽思慧在《食療方》中提到："驢肉湯，烏驢肉於豆豉中爛煮熟。入五味，空心食之。主療風狂，憂愁不樂，安心氣。"

（2）飢餓療法。《素問・病能論篇》曰："奪其食即已。夫食入於陰，長氣於陽，故奪其食即已。"

（3）水淋療法。《肘後備急方》曰："治卒發狂，臥其人着地，以冷水淋其面，為終日淋之。"這是最早的對狂證的物理療法。

（4）睡眠法。《古今醫統大全》、《證治準繩》和《醫學綱目》都有記載，用醉膏，給病人強灌下去，讓其熟睡，醒來即癒。

25. 周真以驚嚇治舌縱

心故事

元朝時，一名婦女在生孩子時可能因為用力和喊叫過度，導致舌頭伸出口外而不能自收。家人萬分焦急，請名醫周真前來診治。周真先用中藥硃砂為其敷舌，然後叫病人仍擺起分娩時的姿勢，並另請兩位婦女在兩旁攙扶。他自己則在屋外將一個大的瓦盆猛地擲在地上，發出“砰”的一聲巨響。病人猛然一驚，原來伸出的舌頭在驚嚇中便自動縮回去了。

經典原文

周真治一婦，因產子舌出不能收，公以硃砂敷其舌，仍令作產子狀，以兩女扶腋，乃於壁外投大瓦盆作聲砰訇，聞之舌收矣。

——清・陳夢雷《古今圖書集成・醫部全錄・醫術名流列傳》

中醫心法

本案例中病婦的症狀，中醫稱之為“舌出不收”或“舌縱”證。中醫認為，本證的發生是由於產後氣血俱虛，復感外邪，邪熱久戀，燔灼津液，真陰虧枯，乃精律氣血不能濡養經脈舌絡，故致舌縱。從心理上分析，分娩乃是婦女一生中最為艱辛之事，伴隨生理之痛的驚恐之情在所難免，痛苦的喊叫，面部肌肉和嘴唇的扭曲都是很常見的。

本證與西醫所説的“伸舌樣”癔症相似。癔症又稱歇斯底里，是一種沒有器質性病變，以精神解離症狀和軀體轉換症狀為特徵的精神障礙。“伸舌樣”癔症就是一種以痙攣發作為特點的軀體性障礙，在癔症中屬於較少見的類型。患者往往因情緒激動而致使舌肌緊脹，表現為舌頭伸在口腔外面，不能自動回縮。該症與患者的個性特徵、刺激因素、所受教育及環境情境因素有關。

中醫常使用驚恐療法來治療“舌縱”。這是指醫生有意識地誘發病人的某種驚恐反應，利用患者由此產生的強烈的情緒反應和行為反應以達到治療目的的心理治療方法。除驚恐法外，常用的方法還有激怒法和羞辱法等。驚恐多由出乎意外的突發事件或某些緊張恐怖的場景刺激所誘發，它能迅速激活機體的應激反應，利用人在應激反應中的自動保護機制達到激發患者某種潛能的目的。本案例中的大夫就是利用巨響來刺激產婦的應激反應，而促使舌收病癒。

周真為產婦“硃砂敷舌”，硃砂為硫化汞礦石，味甘，微寒、入心經。具有鎮靜安神、解毒、催眠的功效，常用於心火盛的心煩失眠、心悸、驚風、癲狂症的治療。舌頭上不僅味蕾豐富，而且血管密佈，現代醫學亦認為舌下給藥是急救時最快捷和最方便的給藥方式。在藥物作用下，產婦的焦慮將會減輕，阻抗反應減弱，更容易在無意識的狀況下接受驚恐刺激及其心理暗示治療。

臨床常用暗示方法有：言語暗示、藥物暗示、手術暗示、情境暗示等。周真實施治療時既採用了藥物暗示，也採用了情境暗示。該產婦在分娩中情緒激動，身心憔悴，也許潛意識中感到生產的過程尚未完成，痛苦尚未過去，故醫生“令作產子狀”，通過創傷記憶場景的再現，將其再次置身於當時的情境之中。同時，用巨響以誘發其應激反應，從而達到了“驚則氣收”的效果。

知識拓展

驚恐療法

從現代醫學心理學的角度看，驚恐刺激療法就是利用了人的應激反應的保護機制。在強烈的刺激下，軀體會產生一系列的應激變化，引起一系列的植物神經系統、生化和心理方面的全身性適應性反應。可利用人在應激反應中的自動保護機制達到激發患者某種潛能的目的。但如果這種應激狀態過長則會成為許多疾病的致病因素。

驚恐刺激法既適用於類似神經官能症、癔症等心因性疾病的治療，也可輔助治療某些較為棘手的軀體性疾病。其獲效的證治範例，屢見不鮮。如《杭州府誌》中記述了宋代兒科名家李立之曾治一忽患失音不語症的小兒，醫生“以衾裹兒身體，作勢欲於高處投之於地，小兒大驚而能作聲言語”。還有中醫“驚以止噦（打嗝）”之法，幾乎成為人們日常生活中治療膈肌痙攣的常識了。

實施本療法時，醫生對病人接受刺激的心理承受能力要有一個充分的估計，以免過度刺激而產生不應出現的副作用。對患有器質性疾患、精神分裂症、病態人格等患者，一般不宜運用本療法。

中醫對“舌縱”的藥物治療

明代王肯堂撰寫的《證治準繩・雜病》中認為：“舌出不收，心經熱甚，及傷寒熱毒攻心，及傷寒後不能調攝往往有之。宜用珍珠末、冰片等分敷之即收。”心火熾盛所致者，內治宜清熱瀉火，用黃連溫膽湯等加減。傷寒熱病傷陰者，治宜養陰清熱，方用養陰清肺湯加減。由其他原因所致者，均應審證求因，辨證用藥。

“收舌散”收錄在清代陳士鐸編著的《石室秘錄》卷四中，其藥物組成為黃連 3 錢，人參 3 錢，菖蒲 1 錢，白芍 3 錢，主治陽火盛強，舌吐出不肯收進，用法用量為先以冰片少許，點之即收，後用本方水煎服，2 劑即可。

26. 羅知悌濟貧解鬱救病僧

心故事

元朝時，羅知悌大夫曾治療過一名生病的僧人，此僧只有二十五歲，正當壯年，卻疾病纏身，異常虛弱，面黃肌瘦，形銷骨立。經過問診得知，他是四川人，出家時母親還健在，出家後在江浙一帶遊歷已經七年。如今他思母心切，卻沒有盤纏。無奈之下，每天只能遙望家鄉的方向痛哭，最終病倒了。

羅知悌讓該僧暫住在自家隔壁，每天送熬爛的牛肉和豬肚等甘肥之物給他吃，調養了半個多月。羅大夫還經常好言安慰，並對他說："我送給你十錠銀子作為路費，我不求回報，只是想救你性命而已。"看到僧人形氣稍有好轉，羅知悌又給他服用了桃核承氣湯，一日服三貼之後，僧人竟然排泄出一些血塊和鬱積黏膩的污濁之物。第二天，羅知悌又用稀粥和煮爛的蔬菜給他調養，持續了半個月，僧人的身體已康復如前。又過了半個月，僧人拿着羅先生贈送的十錠銀子，踏上了回家的路程。

經典原文

羅先生治一病僧，黃瘦倦怠，羅公診其病因，乃蜀人，出家時其母在堂，及遊浙右經七年，忽一日念母之心不可遏。欲歸無腰纏，徒而朝夕西望而泣，以是得病。時僧二十五歲。羅令其隔壁泊宿，每日以牛肉、豬肚、甘肥等，煮糜爛與之，凡經半月餘，且時以慰諭之言勞之。又曰："我與鈔十錠作路費，我不望報，但欲救汝之死命爾。"察其形稍蘇，與桃仁承氣，一日三帖，下之皆是血塊、痰積，方止。次日只與熟菜、稀粥。將息又半月，其人遂如故。又半月餘，與鈔十錠遂行。

——元・朱震亨《格致餘論》

中醫心法

本案中的僧人由於憂愁思慮太過而患病，中醫可診斷為"鬱證"，鬱乃滯而不通之義，大體上相當於現代醫學所說的"抑鬱症"。西醫認為，抑鬱症是以顯著而持久的情緒障礙為主要症狀的一種精神障礙，主要表現為情緒低落、思維遲緩和意志活動減退，並伴有各種軀體症狀，如失眠、乏力、食慾不振、經期紊亂和各種內感性不適，嚴重者可出現自殺行為。

中醫認為，百病生於氣，思則氣結，過思則傷脾。鬱症主要的病機是氣機鬱結不舒，引起五臟功能受損。從西醫角度來看，抑鬱情緒通過神經內分泌機制而導致消化功能減弱，食慾下降，進而因營養不足；又因為憂愁而顯得神情倦怠。

與現代西醫主要採取藥物和心理治療相結合的綜合治療相似，在本案中羅知悌亦採用了食療補養、藥物祛痰、經濟扶助、精神支持等多管齊下的治療方案。羅知悌知病僧形消於外，粕燥於中，不攻去瘀痰，病難消解。然病人形銷骨立，徒攻則邪氣難去而正氣易傷，故先以飲食之法調理脾胃，以促使體質恢復；氣色稍有好轉後，又以藥物攻其鬱滯；再以食療善其後。充分地體現了《素問・臟氣法時論》所説的“毒藥攻邪，五穀為養，五果為助，五畜為益，五菜為充。氣味合而服之，以補精益氣。”的綜合治療思想。

羅知悌不僅能準確地對身體疾患辨證施治，而且還能給予患者精神支持和適當的經濟扶助，為病人順氣調神。中醫認為，心動則五臟六腑皆搖，治人病必先調神。羅大夫不僅為病僧暫時提供了一處調養的住所，還採用了“喜勝憂療法”，送鈔十錠給他作回家的路費，解決了病人最困擾、最需要滿足的實際問題。僧人聽了必是喜出望外，精神大振。中醫認為，神者，正氣也。身體康復，正氣方興，問題破解，治療自然事半功倍。

知識拓展

名醫介紹

羅知悌（約 1243 – 1327 年），字子敬，一説字敬夫，號太無，錢塘（今浙江杭州）人，宋末元初醫家。南宋末入宮以醫侍宋理宗，頗受寵厚。宋亡，擄至燕京，然辭不入內廷，閉門絕客，專研醫術。學宗劉完素，旁通張從正、李東垣之説，將北方劉、張、李諸家學術傳至江南。樂於濟世。元泰定二年（1325），接納朱丹溪為徒，盡傳其術，遂創丹溪學派。

羅氏治病處方，靈活善變，療效頗佳。推重情志療法，又注意顧護胃氣。著《羅太無先生口授三法》一卷，共載中風至產後諸疾七十六症，各述其證、因、脈、藥，簡要明晰。

中醫鬱症的食療

（1）百合糖水湯。百合 100g，加清水 500ml，用文火煮至熟爛後加糖適量，一日分兩次服食。此湯可用於病後餘熱不淨，體虛未復的虛煩失眠，對伴有結核病史或失眠患者療效尤佳。

（2）甘麥大棗湯。用浮小麥 60g，甘草 20g，大棗 15 枚（去核）。先將浮小麥、大棗淘洗浸泡，入甘草同煎煮。待浮小麥、大棗熟後去甘草、小麥，一日分兩次吃棗喝湯。

（3）丹參冰糖水。丹參 30g，加水 300ml，用小火煎 20 分鐘，去渣，加冰糖適量再稍煮片刻，一日分兩次服用。丹參苦微寒，活血安神，對長期失眠者有安神作用，對冠心病、慢性肝炎等病患者亦有作用。

（4）茶葉加酸棗仁。每天早晨 8 時以前，取綠茶 15g 用開水衝泡兩次，飲服；下午 4 點以後不再飲茶；同時將酸棗仁炒熟後研成粉末，每晚臨睡前取 10g 用白開水沖服。

27. 富家女嗜香成癖

心故事

元朝時，有一位富家女子，患了一種痹症，表現為四肢軟弱麻木，不能行走，眼睛直視，不能飲食，眾多醫生看過後都無計可施，患者家人便請名醫葛乾孫來診治。葛乾孫問診過病人後，又細緻觀察她的生活環境，然後讓其家人將閨房內的梳妝器具和香粉脂紅等物悉數扔掉，並讓人掀開地板，在地下掘一土坑，將此女放入坑中，關好房門。葛乾孫對病人家屬説："等病人手腳能動，發出聲音時立即告訴我。"家屬被這些舉措搞得不明就裏，只得應承，密切觀察女兒的動靜。

過了許久，此女突然在坑中舉手舉腳，並大聲呼叫。葛乾孫見狀，馬上給她服了一粒藥丸。第二天，這個女子病態全無，自己從土坑中爬了出來。

原來，此女平日嗜好粉飾用的香味成癖，香氣入脾，久而久之脾臟受香氣侵襲，故得此症。

經典原文

富家女病四肢痿痹，目瞪不能食，眾醫治罔效。乾孫命悉去房中香奩、流蘇之屬，掘地坎，置女其中。久之，女手足動，能出聲。投藥一丸，明日，女自坎中出矣。蓋此女嗜香，脾為香氣所蝕，故得是證。

——清・張廷玉《明史・列傳第一百八十七・方伎》

如僅從臨床表現來看，本案例中的富家女子只是患了一種痹症，中醫臟腑辨證知為脾臟受累。中醫認為，脾主運化，主肌肉、四肢，脾將營養物質通過運化輸佈到全身肌肉及四肢，而使其機體充實豐滿有力，如脾失健運，則肌肉痿軟，四肢無力。《素問・六節臟象論篇》説："脾氣熱，則胃乾而渴，肌肉不仁，發為肉痿。" 李東垣在《脾胃論》中也指出："脾病怠惰嗜臥，四肢不收。"

此病並不難辨，但為何其他醫生卻無計可施，原來與其病因奇特有關。葛乾孫不僅能親臨患者居室觀察，而且洞察到該女子房間香氣襲人的特別情況，如再結合向家人了解情況，可知該女子平素愛濃妝艷抹，嗜香成癖，便可推知其長時間為香氣所困所蝕。

該女子嗜香成癖，與現代精神醫學所稱的"戀物癖"近似。要治療此病，必先去其病因。為此，葛乾孫首先令人撤去該女子房間內的所有香物，消除了使人癖病難除的香毒環境。然後挖一地坑，將患者置於地坑中。本來，坑穴避穢是古人習用的一種療法，一可能是藉地之涼氣幫助患者降溫，解除過度吸入的香穢之氣；二可能是藉睡入地坑的象徵性意義，促使患者反思頓悟人生死之意義，從過度的癖好中醒悟過來。中醫認為，治療必先治其神，葛乾孫的治療措施主要是針對神志的，當事人生的慾望被調動起來，醫生便趁勢給予藥物治療，清除香毒，促脾運行和身體康復。

葛乾孫所採用的這種治療方法也曾被其他醫生使用過。如明代名醫是巨淵曾治療一例因縱慾好色，中麝香毒，壯熱發狂的富家子弟，也是將其置臥於泥水之中，疾病果然從此而癒。

知識拓展

名醫介紹

葛乾孫（1305 – 1353 年），字可久，蘇州人，元代醫學家，世代業醫，祖葛從豫、父葛應雷均為名醫。乾孫應試不第，遂繼承祖業習醫，悉心研究家藏歷代醫書，精通醫理，治疾多奇驗，名重南北。尤精治勞損吐血諸症，為我國醫學史上第一位善治癆病的專家。著有《醫學啟蒙》、《經絡十二論》、《十藥神書》。

芳香物對人體的保健作用

中藥中的芳香開竅藥具辛香走竄之性、有醒神開竅的作用，用於閉證、神志昏迷等。比如麝香有醒神開竅的功效，主要用於中風神昏、熱病痰厥等病症；冰片醒神開竅、清熱止痛，用於治療熱病神昏、痰熱內閉等症。日常生活當中芳香物的應用也很廣泛，若希望室內芳香四溢，使人心情輕鬆愉快，可在室內置迷迭香、互葉白千層、香葉天竺葵、柑桔等；當你整日工作比較疲憊，在睡覺前可以用薰衣草乾花香氣來改善睡眠質量。

現代科學研究證明，香氣可改善個人的工作表現、記憶力、情緒、心智等。散發在空氣中的芳香分子，可由鼻腔、口腔進人體。人的嗅覺屬於化學嗅覺，有辨別各種氣味的感覺能力。鼻腔內的嗅覺感應器官及離子通道，會使芳香分子所產生的香氣信息傳達到大腦邊緣系統，相鄰的腦下垂體（掌控荷爾蒙的分泌）也會引起身體及心理的反應。

28. 朱丹溪順志從慾治鬱證

心故事

陳狀元的弟弟因憂鬱之情而咯血，面呈黑裏帶黃的病色，用藥治療十幾日都不見好，請朱丹溪前來診治。丹溪看過後對陳狀元說："此病源於某種不得志而傷腎所致，必須用喜樂之情來解，方可治癒，具體來說就是將他安置在一個豐衣足食的地方生活。"陳狀元依照丹溪先生吩咐，為弟弟妥善安置。果然不久，弟弟的情緒便暢達，氣血調和，其病不藥而癒。由此可見，治病必須求本，重視審因論治，如果不能察明病因，即使方藥對症，療效也是不會顯著的。

經典原文

丹溪治陳狀元弟，因憂病咳唾血，面黧色，藥之十日不效。謂其兄曰："此病得之失志傷腎，必用喜解乃可癒。"即求一足衣食之地處之，於是大喜，即時色退，不藥而癒。由是而言，治病必求其本，雖藥中其病，苟不察其得病之因，亦不能癒也。

——清・俞震《古今醫案按・七情》

中醫心法

本案中的男子所患憂病屬於中醫學"鬱證"的範疇。鬱證，是指因情感拂鬱，氣機鬱結不舒，而引起五臟氣機阻滯所致的一類病證。與現代精神醫學中所說的抑鬱情緒相似。主要表現為情緒低落，興趣減低，悲觀，飲食、睡眠差，擔心自己患有各種疾病，感到全身多處不適。鬱證可以由情志、外邪、飲食等因素所誘發，但因七情所傷而致的氣機鬱滯之證多見。

本案中的青年男子面黑咳血，鬱鬱寡歡，雖然用了不少藥卻未見療效，朱丹溪進一步了解了病人的生活史，原來該青年的疾病因"失志"而患，估計應屬於基本生理、心理需求未能滿足一類的心病，而非一般的臟腑之疾。中醫認為，人的健康首先取決於其生活質量，《素問・寶命全形論篇》中說："天復地載，萬物悉備，莫貴於人，人以天地之氣生，四時之法成，君王眾庶民，盡欲全形，形之疾病，莫知其情，留淫日深，着於骨髓，心私慮之。"《禮記・禮運》也說："飲食男女，人之大慾存焉。死亡貧苦，人之大惡存焉。故慾、惡者，心之大端也。"《呂氏春秋・適音》中也說："人之情，欲壽而惡夭，欲安而惡危，欲榮而惡辱，欲逸而惡勞。四慾得，四惡除，則心適矣。"上述中國古代關於生理和心理需求的學說與美國心理學家馬斯洛的需求層次學說內涵十分相似，都強調順人之天性自然，滿足人的基本生理和心理需求對於健康的必要性。

人的需求包括基本需求（又稱缺失性需求）和心理需求（成長性需求）兩大類，健康的生活應該是依道而行，盡其人性。中醫認為，理想的生存狀況是"志閒而少慾，心安而不懼，形勞而不倦，氣從以順，各從其慾，皆得所願。故美其食，任其服，樂其俗，高下不相慕，其民故曰樸。"（《素問・上古天真論》）

在本案例中，朱丹溪建議其兄幫助患者求一足衣食之地，是用滿足其生理和心理之需求所帶來的喜悅來解抑鬱之情結，這一方法應理解為中醫心理治療的"順志從慾法"。所謂順志療法，思想源出《靈樞•師傳篇》，就是通過滿足人的生理需求和心理需求，達到調整心理，促進生理穩態的治療方法。如果一個人的溫飽等生理需求得不到滿足，就很難有平和的心境；而性慾與愛等心理需求得不到滿足時，就可能出現頭痛、煩躁不安等情緒不穩和軀體化症狀。因此，飢而欲食，寒而欲衣，男大當婚，女大當嫁，惡死樂生都是人類的正常生理和心理需要。

那麼，醫生如何才能使當事人順志從慾呢？明代學者李漁認為，醫無定格，救得命活，即是良醫；醫得病癒，便是良藥。當然，現實生活中順志從慾當然是有條件限制的。一要看是需求否合情合理，是否符合人的正常需要；二要看是否現實可行；三要看是否適度適量，對於那些放縱無稽、癡心妄想的慾念應予以合適的勸說和引導。

知識拓展

名醫介紹

朱丹溪（1281 – 1358 年），名震亨，字彥修，元代著名醫家，他家鄉義烏赤岸鎮（今屬浙江）有水名丹溪，所以被稱為"丹溪翁"。由於他醫術高明，治病往往一帖藥就見效，故人們又稱他為"朱一帖"、"朱半仙"。朱丹溪倡導滋陰學說，創立丹溪學派，對中國醫學貢獻卓著。後人將他和劉完素、張從正、李東垣一起，譽為"金元四大醫家"。

抑鬱症自助要點

抑鬱症是一種常見的精神疾病，也是自殺率最高的疾病。因為抑鬱症發病率較高，甚至被稱人稱為“流行性精神感冒”。下面是給抑鬱症者自助的一些建議：

（1）及時去尋求心理醫生的幫助，並應告知自己的至親。

（2）認真遵循規範的治療方案。

（3）樹立康復的信心，自我激勵，積極暗示。

（4）簡化生活，患病期間避免做出人生重大決定。

（5）養成良好的生活習慣，參與適宜的文體活動。

（6）防患於未然，定期復診，防止復發。

29. 朱丹溪妙激思夫女

心故事

元朝時，有一女子因病不思飲食，臥床將近半年，請了許多醫生診治，都束手無策，家人便請來當時的名醫朱丹溪診治。丹溪先生把過脈後認為，此女子肝脈弦數，為思念男子過度而氣結於脾所致。再細問其家人，原來該女子的丈夫外出五年未歸。於是，丹溪告知該女子的父親說："此病只能以憤怒之情解除，因為肝木之志為怒，脾土之志為思。根據中醫木剋土之說，憤怒之氣上衝可以克制思念之情結，今天最好能激發出女子的憤怒之情。"其父對朱丹溪的話很不認同，認為這根本不可能。

於是，朱丹溪走進該女子的房內，扇了她三記耳光，還大聲地指責她身為婦人，就該恪守婦道，不應該惦記外面的男人。該婦人一聽，感到異常憤怒而且委屈至極，頓時號啕大哭。但奇怪的是，發怒之後不久，她就可以進食了。之後，朱丹溪又悄悄地告訴她父親："令嬡的思念雖然被解除了，但還要讓她高興起來，才能防止氣機再次鬱結。"於是，家人就騙她說，她丈夫來信了，近日就會返家，總算是暫時緩解了她的病情。不料想，三個月後，她的丈夫果真回家了。從此，這個婦人的病再沒有發作過。

經典原文

一女子病不食，面北臥者且半載，醫告術窮。翁診之，肝脈弦出寸口。曰："此思男子不得，氣結於脾故耳。"叩之，則許嫁丈夫入廣且五年。翁謂其父曰："是病惟怒可解，蓋怒之氣擊而屬木，故能衝其土之結，今宜觸之使感怒耳。"父以為不然。翁入而掌其面者三，責以不當有外思。女子號泣大怒，怒已進食。翁復潛謂其父曰："思氣雖解，然必得喜，則庶不再結。"乃詐以其夫有書，旦夕且歸。後三月，夫果歸，而疾不作。

——元・戴良《九靈山房集・丹溪翁傳》

中醫心法

表面上看，本案中的婦女患了一種不思飲食，嗜睡半年的疾病，但為何許多醫生都束手無策呢？顯然，原因在於醫生對當事人患病的病因、病理診斷不明。朱丹溪作為一代大醫，深諳中醫診治之術，熟悉《素問・移精變氣論》中提出的"閉戶塞牖，係之病者，數問其情，以從其意，得神者昌，失神者亡。"的要求，診脈後再細問當事人的婚姻生活史。當了解到此女的丈夫外出五年未歸的情況時，病因、病機便一目瞭然。關注病人的生活史及其與所患疾病的關聯，正是人類臨床醫學的獨特之處。丹溪先生的可貴之處正在於他真正履行了一名中醫的臨床工作法則。

既然病因已了解清楚，醫生又通過脈診發現該病婦"肝脈弦出寸口"，其病理則可依中醫七情學説進行推理。中醫認為，喜、怒、憂、思、悲、恐、驚七情本為人體正常的情緒，但如果大喜大怒，多思多慮則可能成為一種病因，傷及臟腑功能。如《素問•陰陽應象大論》中說："怒傷肝，喜傷心，思傷脾，憂傷肺，恐傷腎。"《素問•舉痛論》中又說："百病生於氣也，怒則氣上，喜則氣緩，悲則氣消，恐則氣下，驚則氣亂，勞則氣耗，思則氣結。"該婦女因思念長期外出未歸的丈夫而抑鬱，表現出不言、不食、不飲等精神運動性抑制等症狀。"思則氣結"、"思傷脾"就是對抑鬱病機的高度概括和形象化的表述。

丹溪先生對本案例採用了情志相勝療法，所謂情志相勝療法，就是基於五行相生相剋的理論，利用人為激發的一種情緒去制約另外一種不良情緒的心理療法。具體來說就是：喜歸心而屬火，憂（悲）歸肺而屬金，怒歸肝而屬木，思歸脾而屬土，恐歸腎而屬水。怒傷肝，悲勝怒；思傷脾，怒勝思；恐傷腎，思勝恐；喜傷心，恐勝喜；悲傷肺，喜勝悲。

治療情志疾病的原則已經確立，但如何具體實現這一治則，就需要醫生因人而異進行巧妙的設計了，而這也正是醫生的治療藝術之所在。丹溪先生明知該婦女因思念丈夫過度而氣結於脾，但如照直勸說則僅僅只有精神安撫的作用，而不能達到引發怒火的治療目的，因此丹溪故意裝作不知情，不僅扇了她三記耳光，還責罵她有"外思"之不貞。聽聞此言，婦人當然會視為奇恥大辱，感到極大的委屈而"號泣大怒"，怒則氣上，克制了鬱結的思念之情。

知識拓展

中醫對情緒的認識

中醫並不是將憤怒的情緒簡單地劃歸為消極的負面情緒，而認為憤怒情緒在某些情況下亦有心理治療的作用，如有助於驅走過度的思念、解除過度的憂愁、消解氣機鬱結、抑制驚喜過度等之功效。中醫認為，中和之道是天下萬物運行穩態的基本規則，所謂“中也者，天下之大本也；和也者，天下之達道也。致中和，天地位焉，萬物育焉。”(《中庸》)七情六慾皆為人之常情，只是過度則生病矣。萬事講究一個適中正是中醫心理治療思想的突出特色。

三

明代

30. 小兒患相思之疾

心故事

有一個半歲的小孩，突然有一天悶悶不樂，只睡不食。家人焦慮萬分，請萬全大夫前來診治。萬全看過後說："從小孩的外貌和臉色來看並無甚麼病患，如果說是外感風寒的話，又沒見有外感風寒之證。如果說是內傷乳食，也沒有內傷乳食之證。難道這小孩有甚麼掛念的東西嗎？因為思則傷脾，傷脾就會嗜睡而不進食。"聽大夫這樣說，孩子的父母頓時醒悟，連忙說："的確，有一個一直陪伴小孩的僕人，我派他去了別的地方，已經離開三天了。"奶媽也說："自從僕人走了之後，這孩子就不開心，不願吃奶了。"父親一聽，急忙叫人把那僕人找回來，小孩一見到僕人頓時嘻笑如常。父親感激地對萬全大夫說："如果不是您醫術精湛，我們哪能知道我兒子是因思念僕人而病呀。"

經典原文

一兒半歲。忽日慘然不樂，昏睡不乳。予曰："形色無病。將謂外感風寒，則無外感之證。將謂內傷乳食，則無內傷乳食之證。此兒莫非有所思？思則傷脾，乃昏睡不乳也。"其父母悟云："有一小廝相伴者，吾使他往，今三日矣。"乳母亦云："自小廝去後，便不欣喜，不吃乳。"父急命呼之歸。兒見其童嘻笑。父曰："非翁之妙術，不能知也。"

——明・萬全《幼科發揮・急驚風類證》

本案例中的小孩突然表現出情緒低落、嗜睡不乳的症狀，大夫詳細觀察後認為，可以排除外感、內傷之病。那麼，在小孩子不會口述病史和症狀的情況下，如何診斷兒童的疾病呢？這的確是一個難題。中醫之妙就在於可以依據臨床之證來進行推斷，萬全大夫根據中醫"思傷脾"的理論，大膽推論：小孩莫非是因某種強烈的思念而嗜睡不食？經孩子家長證實，的確如此。

正確的治療基於正確的診斷分析，"小兒相思"是嬰幼兒常見的一種心理依賴性問題。主要指嬰幼兒被剝奪了熟悉的環境、依戀的撫養者和喜愛的玩具之後，表現出某些行為退化或異常，如不食不乳、表情淡漠、嗜睡不醒、異常哭啼、睡臥不寧等反常現象。當見到所思之人，得到所喜之物，回到熟悉的環境之中後，就立即恢復如常。顯然，在本案例中要使小孩情緒好轉，關鍵在於消除小孩的思念，滿足其願望。所以，當熟悉的僕人回來時，小孩自然不治而癒。

人類和許多哺乳動物在幼兒期對撫養者都有很強的依戀情結，以獲得較高的心理安全感。小孩不僅有喜怒之情，而且因為大腦皮層發育尚未成熟，易受到各種刺激的驚嚇而缺乏安全感。因此，不斷更換撫養者和養育環境是不利於兒童心理健康和發育成長的。

本案例中萬全大夫採用了順情從慾法，不僅通過滿足小孩對僕人的思念之情治癒了其心病，而且避免了家長對孩子撫養成長環境的無意破壞。所謂順情從慾療法，出自《靈樞・師傳篇》："未有逆而能治之也，夫惟順而已矣。百姓人民，皆欲順其志也。"就是指通過滿足人的意願、感情和生理需要，來達到祛除心理障礙的方法。順情從慾療法適用於因情思不遂所致的鬱證、相思病、飢哭、拗哭等多種心身疾病的心理治療。

採用順情從慾法治療，首先要探究病人真正的意念慾望所在，而此類病人又多羞於啟齒，不願坦誠講出自己真實的願望和想法。醫生此時必須首先向患者承諾尊重病人的隱私權和為其所述的一切保密，這不僅是醫生最起碼的職業道德，也是促使患者開放自己內心世界的前提。其次，醫生要耐心啟發病人，採取其易於接受的方法，得到病人的充分理解和合作，病人才能將隱曲深沉的心裏話説出來。對於一些無法用言語溝通的病人，如本案中的嬰兒，則需要醫生察言觀色，向其身邊人詳細詢問了解，以便掌握患者真正的需求。

知識拓展

名醫介紹

萬全（1488 − 1579 年），字事，號密齋，湖北羅田人。自幼聰穎，潛心鑽研《素問》、《難經》、《脈經》，博採張仲景、劉完素等諸家之説，終成一代名醫。萬全臨床經驗豐富，尤其擅長兒科，曾集其家傳小兒科經驗，撰成《幼科發揮》。萬全對婦科和養生學也有獨到的研究，撰有《萬氏女科》、《養生四要》、《保命歌括訣》。萬氏醫書還流傳到日本、朝鮮及東南亞一些國家。

31. 張景岳以嚴動神治癲狂

心故事

張景岳曾醫治過一名青年女性病人，其病因為熱邪犯胃，擾動心神，自言鬼神附體，驚狂嚎叫，打人毀物，全家人都覺得棘手懼怕，想找巫師來做法事，特意請張景岳來拿個主意。張景岳說："不需要請巫師，我就能治好她。"

張景岳讓人到患者家裏，大聲高呼："大夫張先生到！"先鎮懾其淫氣，然後，張景岳整冠斂容，肅然走進其家。這時病人正身着內衣，見一個陌生的男人突然進來，驚恐地對望着景岳先生。張景岳怒目相視，兩人對峙了一會兒，病人忽然覺得羞愧難當，轉身衝進裏屋。張景岳令人喚她出來，她則更害怕不敢出來。於是，張景岳就給她開了一帖清胃泄熱的白虎湯，不久她的病就痊癒了。這就是所謂的以威嚴的儀態致勝褻瀆，以寒涼制勝邪火的方法。

經典原文

余嘗治一少年姻婦，以熱邪乘胃，根據附鬼神，毆詈驚狂，舉家恐怖，欲召巫以治，謀之於余。余曰："不必，余能治之。"因令人高聲先導，首懾其氣，余即整容，隨而突入。病者褻衣不恭，瞠視相向。余施怒目勝之，面對良久，見其赧生神怯，忽爾潛遁，余益令人索之，懼不敢出。乃進以白虎湯一劑，諸邪悉退。此以威儀勝其褻瀆，寒涼勝其邪火也。

——明・張景岳《類經・十二卷・論治類》

中醫心法

本案中的當事人因熱邪侵犯而出現性情突變，傷人毀物，自言鬼神附體的病症，可診斷為由軀體疾病所引起的情志障礙，或曰身心疾病。身心疾病是身體疾病在前，因為身體疾病而引起心理、行為上的改變。這些生理變化而導致的心理行為的變化與當事人社會認識無關，其心理行為的變化不受自我意識的控制。一般說來，人生病後，其生理狀態對社會的適應能力都會有所變化，其心理活動也有所變化。也就是說，軀體疾病可能會引起心理障礙的發生。一般而言，病程越長，患者的心理障礙越重；而心理負擔越重，病程也越遷延。

在本案例中，張景岳利用"以嚴動神"的心理療法，先以威嚴勝其褻瀆，然後用寒涼的藥物清其邪火，從而取得了很好的療效。《素問・疏五過論篇第七十七》中講到"醫不能嚴，不能動神，外為柔弱，亂至失常，病不能移，則醫事不行，此治之四過也。"由此可見，對身心疾病的治療，要雙管齊下，除了要治療病人的身體疾病，還要兼顧心理疾病的診斷和療癒，重視心理對身體巨大的影響作用。讓病人信任醫者，對醫者心服口服。在施以藥物治療的同時，配合心理療法。中醫強調治療身心疾病要"先治其心，後治其身"，使患者被壓抑的能量釋放出來，從而改善內分泌、免疫狀態，調整大腦的興奮與抑制，使之恢復到正常狀態，在身體健康的同時擁有一個正常的心理。

知識拓展

名醫介紹

張景岳（1563－1640年），又名張介賓，字會卿，別號通一子，明末會稽人。明代傑出的醫學家，溫補學派的代表人物，學術思想對後世影響很大。因為他善用熟地，有人稱他為"張熟地"。他自幼聰穎，喜愛讀書，廣泛接觸諸子百家和醫學經典著作。其父張壽峰素曉醫理，景岳幼時即從父學醫，13歲時，隨父到北京，從師京畿名醫金英學習。

張景岳青年時廣遊於豪門，結交貴族。壯歲從戎，參軍幕府，遊歷北方。數年戎馬生涯無所成就，遂解甲歸隱，潛心於醫道，醫技大進，名噪一時，被人們奉為仲景東垣再生。

現代身心疾病診斷方法

（1）病史採集：除與臨床各科病史採集相同外，還收集病人心理方面的有關材料。例如心理發展情況、個性或行為特點、社會生活事件以及人際關係、家庭支持等，從中初步尋找與身心疾病發生發展有關的一些因素。

（2）醫學檢查：明確是否有軀體症狀，是否有器質性疾病。

（3）心理學檢查：尋找影響軀體與心理密切相關的因素及時間關係，並根據患者情況使用心理測量。

現代醫學研究顯示人類的疾病與人的心理密切相關，身心治療成為現代醫學的新領域，這就是——身心疾病一體化治療。簡單的理解就是醫學、心理學結為治療聯盟。其重要性在於，心理因素與疾病過程有着緊密的聯繫，通過心理治療能幫助病人增強自我調節的功能，從而進一步提高藥物的療效，縮短治療時間。對身心疾病則以治療原發病灶為主，同時給予精神、心理上的疏導。

治療本病的經典方藥

柴胡加龍骨牡蠣湯加減。作用是和解少陽，平衡陰陽，安神定志。

32. 張景岳巧語釋詐病

心故事

明朝的時候，京城內有位姓金的官員，娶了兩個小妾。二人勾心鬥角，素來不和。尤其是其中一個燕姬，專愛爭風吃醋，撥弄是非。更有她母親相隨，出謀劃策，使她有恃無恐。一天傍晚，燕姬在院子裏指桑罵槐，無端尋事，與另一位小妾吵起架來。那位小妾也不示弱，據理相爭，燕姬理屈詞窮，但她的母親助女為惡。於是，她又喊又叫，撒野耍賴，結果氣厥昏死。她的母親趕緊叫來一個奴婢，抱着女兒席地而坐，就這樣坐了一晚，燕姬一直沒有蘇醒。恰好此官員的好友，名醫張景岳在京城。第二天一早，金家便趕緊派人請他前來為燕姬診治。

剛入燕姬寢室的時候，張景岳見此女肉厚色黑，臉色發青，雙手下垂，氣息微弱，脈象潛伏微弱，似乎生命垂危。張景岳想用溫補的方法，但又擔心她怒氣大發以後，體內的逆氣還沒散盡；想和她談心，加以開導，但見她脈象微弱，沒有回應，只好作罷。猶豫不決之際，張景岳要求為燕姬復診。不料再入寢室，卻發現她十指交叉，雙手抱於腹部，平躺在婢女懷裏。張景岳便起了疑心。初見她時雙手下垂，而此時卻能夠十指交叉，這難道是別人幫他改變的姿勢嗎？於是，張景岳再次為她把脈，但她卻似乎有所執拗，不願意把脈。他拉扯了一下燕姬的手，卻紋絲不動，這就更加令人可疑了。

於是，張景岳趁其不備，突然猛拉了她一把，燕姬本能地喊了一聲，聲音強勁有力。張景岳心知肚明，如果她是病重將死的人，哪能有這麼大的力氣呢？張景岳再一想，北方人大多皮肉厚實，故脈象顯得氣滯；而她兩腋夾緊，也可造成這樣的假象；她面色發青、氣息微弱也許是因為生氣。如果真是這樣，自然就無需吃藥了。斷定了病情，張景岳故意對周圍的人說，燕姬生命垂危，必須採用針灸治療。然後，開了一劑藥，給燕姬餵下。結果，藥剛剛服下，燕姬就“蘇醒”過來了。

第二天，這位官員帶着疑惑的口氣問張景岳：“昨天燕姬的病情看起來很是危急，但是如果真的是因為病邪入侵，那為甚麼你用藥敷其嘴唇，她便蘇醒，效果那麼迅速呢？如果說她是詐病，又怎麼能持續整夜呢？昨天你用的藥，真的有甚麼玄機嗎？”張景岳說：“我的玄機其實在於語言。故意讓她聽到我說她快死了，要用針灸治療她，使她感到恐懼，就不敢不立刻好起來了。”

經典原文

予在都中時，一相契金吾公，畜二妾，其一則燕姬也，有母隨之。一日二妾相競，燕妾理屈，其母助惡，叫跳撒賴，遂至氣厥若死。乃令一婢抱持而坐，自暮及旦，絕無蘇意。清晨延予療之。

予初入室，見其肉厚色黑，面青目瞑，手撒息微，及診其脈，則伏渺如脱，亦意其真危也。斯時也，欲施温補，則慮其大怒之後，逆氣或有未散；欲加開導，則慮其脈之似絕，虛極有不能勝，躊躇未決，乃請復診。及入室再見，則不若前次之撤手，而十指交叉，抱腹仰坦於婢者之懷。因疑其前番撤手，今既能叉手，豈他人之所為乎？及着手再診，則似有相嫌不容之意，而拽之不能動，此更可疑也。因出其不意，卒猛一扯，則頓脫有聲，力強且勁。由是前疑始釋，謂其將死之人，豈猶力有如是乎？乃思其脈之若此者，或以肉厚氣滯，此北人稟賦多有之也，或以兩腋夾緊，此奸人狡詐亦有之也。若其面青息微，則怒氣使然，自不足怪。識見既定，因聲言其危，使聞灸法，以恐勝之。遂先投一劑，到咽即活。次日會公，因詢予曰："日昨之病，固料其勢必危矣。然謂其為真邪，則何以藥甫其唇，而效之峻速有如此？謂其為假耶，則何以能終夜做作，而形證之肖似有如此？昨公所用之藥，果亦有何玄秘否？是皆不能無疑也。"予曰："予之玄秘，秘在言耳。亦不過藉藥為名耳，但使彼懼，敢不速活。"

——明・張景岳《景岳全書・詐病》

中醫心法

詐病也叫假病。是指為了逃避外界某些不利於個人的情境，擺脫某種責任或獲得某種個人利益，故意模似或誇大軀體疾病或傷殘行為。張景岳強調對於詐病，醫生應細心觀察，明辨真偽。在總結前人經驗的基礎上，他還提出了對詐病的處理原則，即"藉其欺而反欺之"。指出"其治之法，亦惟藉其欺而反欺之，則真情自露而假病自瘳矣。"

基於此，在二度觀察病人之時，他認真觀察燕姬的神態動作，並且對其進行一番試探。從中與真病相區別，而最終得知其為詐病。在治療時，張景岳使用了言語暗示療法。本來暗示療法是治療癔病的經典療法，特別有助於消除癔病性軀體障礙。理論上講，暗示療法對於詐病無效，但在本案例中卻顯得十分有效。這是因為：其一，該女人害怕醫生給予的針灸等治療；其二，接受治療有利於維護自己的顏面；其三，燕姬也因此可能已經得到了男主人的關愛，獲得了個人利益。

知識拓展

詐病

在生活中和臨床醫學上，詐病現象並不少見。在世界衛生組織主編的《國際疾病分類》和《中國精神障礙分類與診斷標準》中，詐病都被列為一種與心理衛生密切相關的問題。一般認為，詐病是偽裝疾病的異常表現，詐病不僅包括無病偽裝成有病，還包括各種輕病偽裝成重病、有病偽裝成無病、重病偽裝成輕病等隱匿本身疾病的異常行為。

詐病的基本特點是：（1）症狀與體徵不符，或詐病者主訴症狀多，而常缺乏相應的客觀體徵。（2）症狀體徵不符合這類疾病的變化規律。（3）詐病者往往對醫師的檢查不太配合或拒絕。（4）發病前多有明顯的社會、心理因素作為誘因。

33. 張至和醫病勸互信

心故事

顧堂十二歲時患病，父親顧顥想請名醫張至和來診治，但又擔心難以請到，便讓傭人背着顧堂到張至和的醫堂就診，並且讓他冒充是西倉的傅民。張氏診脈時問那男僕："這是誰家的兒郎？"傭人便按照主人的意思作了回答。張至和説："此兒郎今後將是金帶貴人，但他的病要服很多藥才能痊癒。"傭人將醫生的話轉達給主人，但顧堂的父親認為，醫生的話無非是想多要錢，便沒放在心上，也不再找醫生復診了。

又過去半年，顧堂的病加劇，他的父親無奈，乃迎張至和大夫到家來給兒子診治。他讓兒子躺在帷帳之中。張至和伸手一按患兒的脈象，便説："奇怪啊！這兒郎與傅家孩子的脈象無二樣，這是怎麼一回事？"顧堂的父親大吃一驚，只好以實告之。張至和説："你不應該騙我。"並向其索要黃金百兩為診金，顧堂的父親與他討價還價，商量是否只收三十兩。張至和笑着説，這其實只是比喻令郎的病要服藥百貼而已。顧堂的病在服藥百劑後，果如其言痊癒。後來，顧堂參加弘治年間的科舉考試，高中進士，官至按察使，也應了張醫生"金帶貴人"的預言。

經典原文

顧南野堂年十二時病瘵，父顥欲請張至和治之。恐其難致，使傭人負堂詣其所，且命之偽稱西倉傅氏。張氏診脈問誰家郎？傭對如主人旨。曰："此係金帶貴人，然其疾非多藥不療。"顥忽其言，不復求治也。經半載病據，乃迎張到家，蔽堂帳中。張一按指，即云："異哉！與傅家兒脈無二，何耶？"顥驚，以實告。張曰："爾不應欺我。"遂索金百兩為謝，顥請損止三十。張喻以飲藥百帖，如言而疾已。後堂舉弘治乙丑進士，官終按察使。

——明・陸粲《說聽》

中醫心法

這個故事説的是醫患及其家屬之間的信任關係問題，這是臨床上一個常見的問題，具有十分重要的意義。

在本案例中，患兒的父親出於種種目的，前後兩次"欺騙"大夫，不料醫生醫術高明，將其識破。雖然對醫生的本領有些神化，但也説明患者或者是患者家屬與醫生玩捉迷藏的遊戲實在沒必要，不僅對自己沒任何好處，也遲早會被醫生識破。事實上，病人及其家屬的心理是影響臨床診治工作準確性和效果的重要因素。與其他學科中認識主體與客體關係不同的是，在人類醫學的診療關係中，醫生和患者的主客體關係是相互作用的，也就是説患者並不是完全被動的生物機體，而是對病情有自己的看法和情緒，既可能對病情有誇大和歪曲，也可能有隱瞞和省略。患者對病史的敍述，可能對醫生的診斷和治療思維方向帶來影響；當然反過來也一樣，醫生的言行對患者的心理和行為也肯定會帶來重要影響。

本來，問診是中醫望、聞、問、切中最重要的基本環節，即使是在現代醫學中，問診也是診斷過程的起點，但是，一些醫生或病人只是一味地依賴儀器設備的檢查。事實上，個人生活史、家庭成員關係和應激事件對於疾病的發生、發展和轉歸都非常重要。對於心理疾病來説，當事人對事件的態度和認知、性生活史、婚姻、年齡等因素都非常重要，而這些資料都必須靠當事人自己敍述，儀器設備是無法檢查出來的。因此，在醫患關係中，患者如實向醫生反映自己的真實病史和必要的個人資料，是醫生正確診治疾病的必要條件之一。在臨床心理門診中，當事人或家屬常常有意或無意隱瞞一些重要的情節或事實，或者在心理諮詢結束階段才來一個“最後暴露”。其原因要麼是不信任醫生，害怕自己的隱私被別人知道；要麼是以為這些生活資料並不重要，或許在潛意識中就是不願意真的改變自己。如此，輕則延誤診治的時間，重則可能導致不良的後果。

由此可見，建立信任的和安全的醫患關係是人類醫學中非常獨特的內在要求，是獲取客觀全面臨床資料的前提，也是正確診治疾病的關鍵環節。在建立醫患關係的初期，醫生只有真正做到對患者病史的絕對保密、認真傾聽、充分接納、理解和共情，病人才能情願將自己的內心世界完全敞開。當然，醫生也應該讓病人懂得，醫患之間的目標是一致的，患者與醫生密切配合，是取得良好療效的必要條件。

知識拓展

中醫對醫患關係的認識

中醫早就提出了醫生問診時要特別注意保密的條件，如《素問・移精變氣論篇》中說："閉戶塞牖，係之病者，數問其情，以從其意。"這就是說醫生應該在"閉門塞牖"的房間內單獨會見來訪者，患者才會有基本的安全感，才好意思述說涉及個人的隱私和家庭生活的細節。在這種臨床晤談中，還應該做到所謂"數問其情"，這可以理解為醫生所了解的情況應該做到全面系統。而"以從其意"則可以理解為醫生對患者的任何情緒、態度和行為表示充分的共情。

清代李漁也曾批評過那種看病捉弄醫生，不真實敍述病情，或給醫生診治帶來干擾的患者："最不解者，病人延醫，不肯自述病源，而只使醫人按脈。"他認為，"所謂主持之力不在盧醫扁鵲，而全在病人者，病人之心專一，則醫生人之心亦專一；病者二三其詞，則醫人甚百其徑。徑愈寬則藥愈雜，藥愈雜則病愈繁矣。"

34. 秦昌遇妙計泄疹毒

心故事

秦昌遇是明代名醫。有一天，他途經某村時，見一婦人在河邊淘米，臉上潛伏着痘疹待發的跡象，但婦人自己對疾病的前期表現卻沒有察覺。秦昌遇機靈一動，便叫僕人上前去，戲弄那村婦，故意激怒她。該婦人遭到調戲，果然大怒，邊罵邊跑回家。不一會兒，村婦的家人前來找秦昌遇理論，秦昌遇解釋道："我看你家夫人已染上痘疾，若不透發出來，到時便不可醫治，有性命之虞。所以我故意讓僕從去激怒她，希望將她體內的毒素誘發出來。"望着村婦家人半信半疑的眼光。秦昌遇又說："到傍晚時，痘毒將在她的耳朵上和口唇下發出疹子。我所做的這一切，只是為救她一命罷了。"到傍晚時，村婦的病情果如昌遇所言，村婦家人大為歎服，立即請秦昌遇前來診治。服過醫生開出的藥後，村婦的病很快痊癒了。

經典原文

(秦昌遇) 常行村落，見婦人淅米。使從者挑怒之，婦人忿詬。昌遇語其家人曰："若婦痘且發，當不治。吾激其盛氣，使毒發肝部耳口下。暮時應見於某處。吾且止是為汝活之。"及暮如其言。乞藥而癒。

——丹波元胤（日）《中國醫籍考 • 卷六十一》

中醫心法

中醫所稱的"痘證"，亦稱痧痘或痘疹，泛指現代醫學中所說的麻疹與天花一類的傳染性疾病。麻疹是由麻疹病毒引起的急性呼吸道傳染病，主要症狀有發熱、上呼吸道炎、眼結膜炎等，以皮膚出現紅色斑丘疹和頰黏膜上有麻疹黏膜斑為特徵。麻疹雖多見於兒童，但亦有成人麻疹。

中醫對麻疹症候的觀察非常細微，發現麻疹初發時患者耳後有紅絲赤縷突出，並將這些局部的特徵改變稱之為痘證的"報點"。所謂"報點"，又稱報標，為中醫學特有的病狀名，是指皮疹隱約露出的疹點。秦大夫正是因為觀察到村婦面容上的某些特徵性改變而做出痘疹病程預報的。

要注意將麻疹與同樣具有發疹特徵的"天花"(又名痘瘡)相鑒別。天花是一種傳染性極強的急性傳染性疾病，死亡率較高，在古籍中常記錄為"痘疫"或"大疫"。早在晉代葛洪的《肘後備急方》中就已有本病的記載。

從臨床心理學的角度來看，秦昌邁大夫運用了激怒村婦的方法促使其痘疹透發出來，有研究者將其稱之為"激怒泄毒療法"。中醫認為，"怒則氣上"，發怒屬於陽性的情緒反應，但在一定的條件下，誘發短暫的怒氣可以起到忘思慮、解憂愁、消鬱結、宣洩毒氣的作用。

中醫的激怒泄毒療法與現代心理學的宣洩療法相類似。所謂宣洩療法是指心理治療師營造出某種特別的情境，協助患者將壓抑的憤怒、憎恨、痛苦等消極情緒用某種形式宣洩出來，以減輕或消除心理壓力，避免精神崩潰，恢復心理平衡的心理治療方法。但上述兩種方法的取向並不一致，西方心理學是通過心理上的發洩來促進心身健康，而中醫則是通過身體中毒氣的排泄來促進身心健康。

知識拓展

名醫介紹

秦昌遇（約 1547 － 1629 年），字景明，晚明松江（今上海）人，以醫術精湛而聞名。秦昌遇幼年多病，故於讀書之餘，留心學習醫學知識，體驗病理，逐漸對醫學發生興趣。由於他古文基礎扎實，對較深奧的醫學理論，也能讀懂並理解。成年後，便開始為家人及鄉鄰看病，遂成一代名醫。一生著有《大方折衷》、《幼科折衷》、《痘診折衷》、《證因脈治》等醫學著作。其中《證因脈治》一書，刻印出版，傳之後世。

麻疹與天花特點簡介

典型麻疹可分四期：(1) 潛伏期，一般為 10 － 14 天，可有輕度體溫上升。(2) 發疹前期，一般為 3 － 4 天。主要表現中度以上發熱、咳嗽、流涕、流淚、咽部充血等類似上呼吸道感染症狀，尤以結膜發炎、眼瞼水腫、眼淚增多、畏光等眼部症狀突出。下眼瞼邊緣有一條明顯充血橫線（稱 Stimson 線），對麻疹確診極有幫助。(3) 出疹期，多在發熱後 3 － 4 天出現皮疹。體溫可突然升高至 40 － 40.5℃，皮疹開始為稀疏不規則的紅色斑丘疹，始見於耳後、頸部、髮際邊緣，24 小時內向下發展，遍及面部、軀幹及上肢，第 3 天皮疹累及下肢及足部。病情嚴重者皮疹常融合，皮膚水腫，面部浮腫變形。全身有淋巴結腫大和脾腫大，並持續幾週。(4) 恢復期，出疹 3 － 4 天後皮疹開始消退，食慾、精神等其他症狀也隨之好轉。疹退後，皮膚留有糠麩狀脱屑及棕色色素沉着，7 － 10 天痊癒。

典型天花的病程可分為前驅期、發疹期及結痂期三個階段。天花發疹的特點是：(1) 以頭部、四肢等暴露部位為多，身體上部較下部為多，腋下及腰部皮疹稀少或無疹。(2) 皮疹開始為紅色斑疹，便很快變成直徑 2 – 4 毫米，質地較堅實的丘疹，深藏皮內。在角質層較厚的手掌及足底，則形成堅硬的淡紅斑。(3) 丘疹變成疱疹，繞以發硬的紅暈。疱疹周圍隆起，中心凹陷，稱為"痘臍"。疱疹呈多房性，硬如豌豆，大小均勻，疱液混濁，病期第 8 – 9 天，疱疹轉為黃色膿性，疱疹變成膿疱疹。(4) 結痂期，疱疹逐漸乾燥，結成黃綠色厚痂，出現難以忍受的瘙癢。脫痂後，若皮膚損害較深，則留下終身存在的凹陷瘢痕。

35. 張鶴騰閉目靜坐眼疾癒

心故事

明代醫家張鶴騰（？－1635年），曾經患有眼疾，用了很多方法都無法治癒。萬曆三十六年（1608），他放棄求醫服藥，向朝廷申請告老還鄉。在家鄉，他找了一間幽靜的小屋獨自居住，謝絕客人來訪，每日除了飲食睡眠外，就是坐禪、冥想，從不懈怠。而且他在靜坐過程中，會不斷反思自己過去的行為，進行自我檢查。如此經過一段時間後，便發現兩眼比以前有神，眼疾也完全治癒了。

經典原文

戊申自計部以目恙請告，杜門靜攝。得畢志於性命黃老諸家，昕夕矻矻，無逸晷暇，即焚香兀坐，間入圜內視，百日不俟目癒。

——丹波元胤（日）《中國醫籍考・卷六十二》

中醫心法

在本案例中，當事人通過坐禪、冥想，讓自己的意識進入一種靜謐狀態，使精、氣、神調攝，達到心靜神安而卻疾。中醫認為，眼為五臟之精明，一身之志寶，五臟六腑之精氣皆上注於目。通過修養心神，使心神安靜平和，氣血津液生源充盈，五臟得以調和。五臟柔和了，五臟的精氣上承於目，那麼眼睛就清潔明亮了。

張鶴騰所用治療手段，實際上就是中醫心理學的澄心靜默療法。澄心靜默又稱“坐忘”或“沉思”，是一種通過靜坐調息、默念意守來防治疾病的方法。中醫認為，精、氣、神為人生三寶，而神寓於精與氣之中，靜則藏神，躁則消之，故安和平靜有利於蓄精和養氣，神亦得其養。古代醫案中對於思慮勞神過度所致病變，以及一些慢性病等，常採用參禪、獨室靜坐之法而使病癒，就是這一治療思想的體現。王綸在《明醫雜著·醫論》云：“昔人有云，我但臥病，即於胸前不時手寫死字，則百般思慮俱息，此心便得安靜，勝於服藥，此真無上妙方也。”亦是澄心靜默的原理。

澄心靜默療法可以概括為四步：打坐正身，入靜收心，意念循行，意守丹田。打坐正身講究姿勢正確，安穩協調，身體端正，兩側對稱，四肢自然，目不斜視，耳無外聽。入靜收心為澄心靜默之首要功夫，要靜居一處，收心於內，排除雜念。意念循行係入靜後使意念沿督脈而上，再循任脈而下，此陰陽兩脈有助於調和氣機，陰平陽秘，意守集中。意守丹田指依次止念意收上、中、下丹田，凝神安息，心目內注，達到超然。

中醫的澄心靜默療法與現代科學中的放鬆療法原理和方法基本相同。放鬆療法又稱鬆弛療法、放鬆訓練，它是一種通過訓練有意識地控制自身的心理生理活動、降低喚醒水平、改善機體紊亂功能的心理治療方法。放鬆療法具有良好的抗應激效果。在進入放鬆狀態時，交感神經活動功能降低，表現為全身骨骼肌張力下降，肌肉放鬆，呼吸頻率和心率減慢，血壓下降，並有四肢溫暖，頭腦清醒，心情輕鬆愉快，全身舒適的感覺。同時加強了副交感神經系統的活動功能，促進合成代謝及有關激素的分泌。經過放鬆訓練，通過神經、內分泌及植物神經系統功能的調節，可影響機體各方面的功能，達到增進心身健康和防病治病的目的。

知識拓展

中醫對眼疾的治療

中醫認為，肝開竅於目，鬱火旺上衝於目而致眼病。應“木鬱達之”，用丹枝逍遙散加減治療，可獲得滿意效果。

（1）因肝經風熱上攻於目而致，治宜清肝明目：丹皮 12 克，枝子、當歸、柴胡、黃芩各 10 克，雙花、連翹各 15 克，白芷、菊花各 9 克，甘草 6 克。

（2）因情緒激動，肝鬱火旺而致，治宜清肝瀉火明目：丹皮、枝子、黃芩、白芍各 9 克，當歸、蒙花、夜明砂、青箱子各 12 克，車前子、生地各 30 克，木通、竹葉各 6 克，柴胡、甘草各 3 克。

（3）因肝膽火盛，風毒熱邪外侵，風火熱毒相搏，上攻風輪而致，治宜清肝瀉熱，解毒明目：丹皮、枝子、白芷、龍膽草各 2 克，當歸、黃芩、赤芍、菊花、大黃、夜明砂各 10 克，雙花、連翹、蒙花各 30 克。

除藥物治療外，平時還可以將兩手相搓使手心發熱，然後將手心熱敷雙眼，每次按十四遍，有助於預防眼病，風邪不易入侵。經常用手按摩兩眉下的空處，每次二十七遍，又用手心及手指按摩眼與顴骨之間，然後用手提耳四十遍，按摩耳朵使之微微發熱，再用手向上沿着額頭按摩二十七次，從眉毛中間向上推行到髮際，像這樣經常進行，有助於眼周圍血液循環，眼睛就會清爽明亮。

36. 朱包蒙發泡成瘡療心疾

心故事

明朝後期，萊蕪有一個姓馮的人，生性迂腐善猜疑，因而得了一種疑病症，自認為體內積聚了很多的瘡毒，遲早會爆發，為此憂心忡忡，積憂成病。他找到當地名醫朱包蒙診治，朱包蒙了解病因後對他說："你不用恐慌，這病可以被治好。"於是，他開了些藥給馮某服用，不久，馮某身上真的發出十多處類似疱疹的水泡，又過了不久，這些水泡消退，馮某的疑病症也就隨之消解了。

後來，有人向朱包蒙請教其中原委，朱包蒙說："原本他身上並沒有瘡毒，既然他總是懷疑有瘡毒，不讓他親眼見到的話，他心中的疑念是不會消除的。"

經典原文

馮某，迂腐善疑，患瘋病，自謂廣毒，積憂成疾。公曰："然。"投藥發泡十餘，其疾頓痊。或問之，曰："是本非瘡，既疑是瘡，不令實見瘡形，疑不釋也。"

——清・陳夢雷《古今圖書集成・醫部全錄・醫術名流列傳》

古代中醫對精神障礙的認識和分類比較籠統，本案中所指馮某所患的“瘋病”，應該類似於現代精神病學中所指的疑病症，又稱為疑病性神經症。因為疑病症者總是懷疑自己罹患了某種事實上並不存在的疾病，反復求治，醫生的解釋和客觀檢查均不足以消除其看法，因此，古人將其歸屬為精神不正常的“瘋病”之類。

疑病症以對自身健康的過分關心和持難以消除的成見為特點。患者對自身的一些生理改變或偶然的異常作出誇大的和不切實際的病理性解釋，致使整個心身被由此產生的疑慮、煩惱和恐懼所佔據。

現代精神醫學認為，疑病症發病的成因主要與個體的心理素質因素和社會因素相關。心理素質因素包括：疑病症患者常具有敏感多疑、固執、對健康過度關心、追求完美、謹小慎微等性格特徵。男患者常有強迫性特點，女患者中具有癔症性格者較多。本案中馮某“迂腐善疑”的性格特點正是其患“瘋病”的重要發病基礎。社會因素常見：如經歷婚姻變故，子女等親人離別，朋友交往減少，親友罹患重病，身邊熟悉的人因病去世等均可成為發病的誘因。也有部分病人由醫源性因素導致，醫生不恰當的言語、態度和行為而引起患者的多疑，或者醫生作出診斷不確切，反復令病人作檢查，造成病人產生錯覺。還有少數病人則是在患過某些軀體疾病之後，通過自我暗示或聯想而新患疑病症的。

在本案中，朱包蒙正確分析和判斷了馮某的病因病理，而且肯定吸收了前面一些醫生解釋、勸説無效的經驗，索性不再解釋，而是根據患者易被暗示，多疑的性格特點，以非常肯定的語氣説："此病可治！"這話意味着如下潛台詞：你所說的瘡毒的確存在，而且我肯定藥到病除。朱包蒙肯定了患者所說的瘡毒的確存在，這必然獲得患者的充分信任和共感，而"此病可治"的語言暗示更是幫助患者樹立了治療的信心。接着，朱包蒙巧妙地使用了一些發散的中藥，真的讓患者見證了這種所謂藏在體內的瘡毒外發的"事實"，從而使得患者相信瘡毒已被去除，疑病觀念得以消除。

朱包蒙所實施的治療方法與現代心理學中的暗示療法基本相同。暗示療法在臨床上的適用範圍很廣，常見的有環境暗示、語言暗示、器械或藥物暗示、治療經驗暗示等。其治療效果往往取決於患者的感受性和對暗示的順從性，患者對心理醫生的信任是暗示治療的基礎。因此，應用暗示療法時，醫生的語言要堅定不移，語氣肯定，態度明確，實施過程乾淨利落，對療效毫不懷疑。

知識拓展

名醫介紹

朱包蒙（1576－1658年），號函吾，萊蕪人，明代名醫。庠生出身，年輕時因其繼母有病久治不癒，遂棄儒就醫。後因其兄朱同蒙之功，被朝廷蔭授授職。但他酷愛醫學，潛心行醫，無心為官，淡泊名利。他重視臨床辨證施治，"醫疾奇中之法，多出人意表之外"。他重視藥餌服法與炮製，認為"一丸一劑雖微，關人性命甚重"。對病患，他不分貴賤親疏，熱心診治。一生治癒眾多疑難雜症。

疑病症的各種中醫治療方法

（1）針灸療法：利用針刺、艾灸的方法所造成的傳感、麻木、酸脹等感覺，以及對肢體或臟腑功能的促進作用，加之語言暗示，可以收到較好的暗示作用。

（2）藥（熱）熨療法：將藥物（如藥袋、藥餅、藥膏及藥酒）加熱後置於體表特定部位，不僅有助於寒濕、氣血瘀滯、虛寒證候的治療，而且可利用藥熨後的各種物理效應，結合疑病症的具體症狀加以治療暗示。

（3）熏洗療法：利用藥物煎湯的熱蒸汽熏蒸患處，並用溫熱藥液淋洗局部的外治法。除了可用於風寒感冒、風濕痹痛、濕疹、癬疥、肛門病、陰癢、眼疾、跌打損傷等病症之外，也可利用熱蒸汽作為暗示的載體。

（4）食療：核桃 4 個、黑木耳 15 克、豆腐 150 克，分別放入鍋內，加水，燉湯 35 分鐘後，食用。對疑病症頭暈、頭痛、心悸、煩熱等症狀有緩解效果。

37. 袁體庵以恐勝喜疾自癒

心故事

明朝末年，高郵有一位被人稱之為神醫的袁體庵大夫，擅治各種疑難雜症。有一個書生寒窗苦讀數載，終於得中舉人，自然是大喜過望，結果因興奮過度而癲狂，嬉笑不止，只得求袁大夫給予診治。袁體庵診後故作驚訝地說："你的病已無藥可醫，只剩下不過十來天的日子了，你趕緊回家吧，遲了恐怕就來不及了。這樣吧，當你路過鎮江時，可以去找一位醫術高明的何大夫給你看看。"於是，袁修書一封，讓他交給何大夫。

這位舉人聞聽此言，瞬間由大喜轉為大悲，悲痛之餘，匆忙踏上返鄉的路程。一路上他憂慮重重，路過鎮江時，居然不再癲狂嬉笑。他找到何大夫，呈上書信，求其醫治。何大夫打開書信，看後，笑着拿給這位舉人看，只見上面這樣寫道："此公喜極而狂，喜則心竅張開而不可複合，不是藥石所能治療的。所以我只能用危險和痛苦的刺激來調整他狂喜的心情，故而我用死來恐嚇他，讓他產生憂愁抑鬱的心情，這樣，他的心竅就能夠閉合了。帶着這種情緒，我想他走到鎮江時，病就應該好啦！"這位舉人見罷，對袁體庵的醫術佩服得五體投地，連連向北面叩首，並感歎道："了不起！真是神醫。"

經典原文

明末高郵有袁體庵者，神醫也。有舉子舉於鄉，喜極發狂，笑不止，求體庵診之。驚曰："疾不可為矣，不以旬數矣。子宜急歸，遲恐不及也。君道過鎮江，必更求何氏診之。"遂以一書寄何。其人至鎮江，而疾已癒。以書致何，何以書示其人曰："某公喜極而狂，喜則心竅開張而不可複合，非藥石之所能治也。故動以危苦之心，懼之以死，令其憂愁抑鬱，則心竅閉，至鎮江而已癒矣。"其人見之，北面再拜而去。吁！亦神矣。

——清・劉獻廷《廣陽雜記・卷四》

中醫心法

科考中舉雖然是件好事，但歷經多年寒窗才得此殊榮，也是一件重大的應激性事件。無論事件好壞，只要刺激夠強大，都可能成為導致精神障礙的誘因。喜極而狂當屬一種應激性或反應性精神障礙。

根據中醫情志理論，過喜傷心，也就是説過度興奮和追求刺激可能會導致心神狂躁或癲狂。中醫治療"過喜癲狂"的原則是以恐勝喜。所謂"恐勝喜"可以理解為：恐懼可以克制過於興奮或得意忘形的情緒。這種作為治療因素的恐懼刺激既可以由當事人自己想像預設，也可以由施治者設計誘發出來。例如本案例中的恐懼刺激是由醫生製造出來的，醫生直接將"死之將至"這樣一個沉重的刺激呈現在一個喜極而狂、得意忘形的舉人面前。可想而知，無論是誰，聽到醫生這樣的宣判都無異於一瓢冷水澆頭。存在主義心理學認為，死亡意識是人類最獨特和最深刻的特徵，充分利用當事人對死亡的恐懼和焦慮，將其作為一種推動人覺醒和徹悟的動力，是存在主義心理治療的一大特點。喜極而狂，是一種長期壓抑和艱辛奮鬥成功之後的爆發，也許只有死亡才能使其冷靜，才能使人反思。

中醫以情勝情療法與西方心理學的認知療法不同，西方理論總認為"理智可以戰勝情感"，事實上，理智認識如何轉化為一種制勝生理情緒的力量，只是理智主義的一種假設，也許中醫以情制勝的方法更為容易理解和接受。

知識拓展

存在主義療法

(1) 存在主義和存在主義治療

存在主義治療是由弗蘭克(Viktor • Frank，1905－1997)、羅洛梅(RolloMay，1909－1994)等歐美學者所創立的一種治療學派，它源自存在主義和現象學的哲學思潮。存在主義是現代西方人本主義的重要哲學思潮，它關注着個體的存在處境，強調個體的生存意義。存在主義治療尤其適合那些面對發展危機的當事人，如青少年期的自我認同；面對的婚姻、家庭和工作的心理危機的中年人；喪失自我認同感、尋找生命意義的或感到自我空虛的人；有重要喪失經歷和生活挫折的心理困惑者。

(2) 治療理論

A、存在主義認為，人的存在先於本質。人，作為人的存在（而不是物的存在）首先依賴於人的自我意識的覺醒，即人意識到自己的存在，這也是人的一切意識活動的邏輯起點。人只有能夠直接感到自己的存在時，才有可能去找到別的任何真理。

B、存在主義認為，人類存在的意義不是固定不變的，而是經由我們自己的計劃不斷地再創造着自己。一個人如果找不到生活目標，或因某種挫折失去了生活目標，就會有"存在挫折"和"存在空虛"的心理失衡，其中無聊、厭煩和抑鬱就是存在空虛最主要的表現。

（3）治療目標和過程

存在主義治療目標是，促使當事人接受與學習面對自由選擇的焦慮與恐懼，並勇敢地擔負起自己的責任。其過程分為三個階段。

第一階段，協助當事人確認及澄清對世界和人性的看法，檢視自己的價值觀和人生觀等信念的社會適應性和有效性，以及這些信念在造成自己心理問題上的消極影響。

第二階段，鼓勵當事人將在治療過程中所學到的事物化為行動，發現自己的長處，並使刺激融入有目標的生活方式中，重新建構新的價值觀和生活態度。

第三階段，鼓勵當事人將對自己的了解化為行動，促使其找到發揮長處的具體方式，使其生存更富有意義。

38. 女子思母致病

心故事

明末清初時，某地有一女子，自幼倍受母親疼愛，長大後還對母親十分依戀，母女二人相依為命、骨肉情深。無奈女大當嫁，女子最終離開母親，遠嫁他鄉。但就在女子嫁人後不久，其母突然病故。此女聞訊悲痛交加，思念成疾，終日悶悶不樂，精神萎靡，倦怠嗜臥，不思飲食，夜間則似睡非睡，嘴裏不停地唸叨。用了許多藥也不見效。家人只好請來名醫韓世良為她診治，韓醫生把脈後説：“此病由思所致，用藥不易治癒。”當地人酷信巫術，認為神仙是通過巫師來傳達福禍的，此女也不例外。韓世良便教她的丈夫暗地裏向一巫師交待，囑咐巫師假託患者的母親顯靈説：“我們前世有冤，你託生為我女來加害於我。你的命與我相剋，我因你而早死。如今我在陰間，就想找你報仇。你疾病纏身，就是我對你的報復。我生前與你為母子，死後則與你為仇敵。”

一切準備妥當之後，丈夫對此女説：“你病成這樣，也查不出原因，我去請位巫師來占卜一下如何？”此女答應了。於是，那位被買通的巫師被請到家中，一番法事之後，巫師便按照她丈夫之前所交代的那樣説了。聽聞此言，該女轉悲為怒，大罵道：“我因思念母親而得病，母親反而害我，我為甚麼還要想她？！”從此不再思念母親，疾病果然痊癒。

經典原文

一女與母相愛，既嫁，母喪，女因思母成疾，精神短少，倦怠嗜臥，胸膈煩悶，日常懨懨，藥不應。予視之曰："此病自思，非藥可癒。"彼俗酷信女巫，巫託降神言禍福，謂之卜意。因令其夫假託賄囑之，託母言女與我前世有冤，汝故託生於我，一以害我，是以汝之生命剋我，我死皆汝之故。今在陰司，欲報汝仇，汝病懨懨，實我所為。生則為母子，死則為寇仇。夫乃語其婦曰："汝病若此，我他往，可請巫婦卜之何如？"婦諾之。遂請卜，一如夫所言。女聞大怒，詬曰："我因母病，母反害我，我何思之？"遂不思，病果癒。此以怒勝思也。

——清·魏之琇《續名醫類案·卷十·鬱症》

中醫心法

本案中的女子嫁人離家不久，對母親還有很強的依戀之情，母親的突然去世對她來講無疑是一個強烈的精神創傷，其表現中醫可以診斷為"鬱證"，與現代精神病學"創傷後應激障礙"相似。此證通常在當事人遭受強烈的或災難性精神創傷事件之後發病。多數患者表現為會將創傷性事件在意識中反復重現，常觸景生情，可出現情感麻木，興趣減少，行為退縮。可伴有持續性的焦慮和警覺水平增高，如難以入睡、不能安眠、容易受驚、不能專心做事等，引起主觀上的痛苦和社會功能障礙。本病病程較長，多數患者在一年內恢復，少數患者可持續多年不癒。本病既與外部強烈的或災難性的創傷事件有關，也與當事人人格易感因素有關，嚴重的可能導致出現持久的人格改變。

中醫認為，思傷脾，怒勝思。金代名醫張子和則進一步指出，怒可以治思。根據病因和臨床症狀，名醫韓世良設計了一種以怒勝思的“情志相勝”治療方案。又依據患者平日酷信巫師之言的實際情況，藉巫師之嘴和卜語激怒病人，離間母女關係，改變了患者對母親的看法，讓患者深信自己的母親如今仇恨並要加害於她，變愛為恨，變恩為仇，思慮糾結就被新產生的怒氣所衝破而得以糾偏。因此不再傷心憂鬱，達到了治療目的。

從本案治療方法來看，巫師之言竟然改變了患者以往對母親的看法和情緒，與西方心理學的合理情緒療法原理相似。合理情緒療法認為，人的情緒不是由某一誘發性事件的本身所引起，而是由經歷了這一事件的人對這一事件的解釋和評價所引起的。如果 A 是指誘發性事件；B 是指個體在遇到誘發事件之後相應而生的信念，即他對這一事件的看法、解釋和評價；C 則是指個體的情緒及行為的結果。當 B 發生改變時，C 也會隨之發生變化，這就是 ABC 的理論模式。在本案中，A 是母親突然離世；B 是指患者認為從小備受母親疼愛，而自己卻未能在母親膝下恪盡孝道，以報母親恩德；C 則是在上述觀念下出現的鬱鬱寡歡、周身倦怠、不眠。但本案治療方法與合理情緒療法最大的區別是，合理情緒療法是用合理信念代替絕對化、過分概括化等不合理的信念，而本案中則是通過非常手段，用巫術信念取代了原本正常的母女親情，實屬無奈之舉。

知識拓展

治療本病的經典方藥

歸脾湯加減：黨參、白朮、甘草、黃芪、當歸、龍眼肉、棗仁、遠志、茯苓、木香。若心胸鬱悶，神智不舒，加鬱金、佛手理氣開鬱；頭痛可加川穹、白芷活血祛風止痛。

39. 徐迪以羞辱刺激治強迫

心故事

有一孕婦偶然的一次仰身取物，居然導致頭不能低，身不能俯，家人萬分焦急，請來名醫徐迪為其診治。徐迪見狀，讓她穿上數十層的衣裙，將其扶持到人群之中，再將其衣裙漸次脫去。而且，每脫掉一件衣裙，便將其扔在婦人的前面，當解到貼身的襦裙時，婦人自覺難堪，便不由自主地盡力用手護住，頭和身子因此而可以低俯了。

經典原文

一孕婦仰而探物，遂不能俯。迪令之衣以裙數十層，掖之眾中，以漸而解；每解一裙，輒擲婦前，解至中襦，其婦不覺用手力護，因得俯。

——清・陳夢雷《古今圖書集成・醫部全錄・醫術名流列傳》

中醫心法

一般情況下，孕婦懷孕後為了平衡身體，隨着懷孕月份的增加，上身將自然而然地往後仰，但不至於身體完全不能前俯。在本案例中，孕婦也許太看重懷孕，太擔心肚子裏的孩子受到傷害，害怕彎腰會導致流產，因此，出現了頭不能低，身不能俯的強迫性行為。從現代心理學來看，本案例疑似為癔症、強迫動作或恐懼症，雖有差異，但都屬於神經症之類。

醫家徐迪正確分析判斷了該孕婦的症狀屬於心因性或神經症性問題，而非軀體性疾病或懷孕異常。因此，採用了一種只適合於女性的行為療法。事先給該孕婦穿着多層裙衣，相當於設置一個類似於害怕刺激的層次；通過當眾層層解裙，並"每解一裙，輒擲婦前"，逐漸增強對該孕婦的羞辱刺激；最後，當脫至貼身的內衣時，在強烈的焦慮（羞愧之心）達到極大時，出於本能的反射，該孕婦"不覺用手力護"隱私，結果無意識地使頭下俯，原來"仰而探物，遂不能俯"的強迫行為模式得以突破。根據臨床經驗，強迫儀式化行為一旦被首次突破，隨後就可以行為自如了。

從現代心理學來看，本案例治療的方法類似於滿灌療法，或稱之為衝擊療法。它將患者直接暴露於原先害怕的刺激情境下，讓患者在經歷了痛苦的焦慮恐懼後，逐漸恢復平靜，直到不再感到恐懼或焦慮為止。滿灌療法的原理是：如果病人害怕的反應或某種行為是過去習得的，那麼，將病人置於其感到恐懼的事物面前或情境之中，如果並沒有真正的威脅對病人發生，該恐懼反應就會自動消退。在本案例實施滿灌治療中，治療者並沒有一開始就採用孕婦感到最恐懼的情境作為衝擊物，而是設置了一個循序漸進的脫衣過程，隨着衣服的減少，孕婦的焦慮水平開始上升，直到最後接近內衣層時，孕婦的恐懼達到極致而不能忍受，於是誘發出用手力護的下意識動作，以致達到矯治頭和身不得俯的治療目的。其治療設計之巧不能不令人欽佩。

知識拓展

滿灌療法簡介

滿灌療法，又稱衝擊療法，依據經典條件反射原理中的超限制抑制現象而設計，即如果條件刺激重複多次而無強化，條件反應便會逐漸減弱並消失，如刺激足夠強烈，反應則會鈍化或反應因自行耗盡而降低。滿灌療法尤其適合治療過度恐懼、創傷後應激障礙，以及與焦慮有關的障礙。

滿灌療法和系統脱敏療法同屬於降低焦慮的心理治療技術，也都是以經典條件反射原理為基礎而建立起來的，但滿灌治療技術與系統脱敏療法有所區別：滿灌療法呈現的刺激是從最害怕的刺激開始的，且刺激呈現的方式是持續的，而系統脱敏療法則是從等級最低的害怕刺激開始，刺激是間隔呈現的。在進行滿灌治療時，當事人的焦慮水平一下子劇增到頂，然後再轉而減弱消失；而系統脱敏治療時，當事人的焦慮水平是逐漸降低的。可見，滿灌療法其實就是系統脱敏療法的簡縮版。

滿灌治療中，應密切觀察病人的生理變化。因為滿灌療法會引起病人很強烈的焦慮和恐懼反應，在生理上會有呼吸急促、心悸、出汗、四肢震顫、頭暈目眩等生理情況發生。除非出現血壓、心律嚴重反應、或暈厥、或休克。一般應該堅持進行治療，否則前功盡棄。

每次治療的時間應視病人的應激反應情況而定。刺激應該使病人的焦慮、緊張程度超過以往任何一次的焦慮緊張程度，力求達到極限。在生理反應方面，應力求引出極限或明顯的植物神經系統的變化。所謂極限，以情緒的逆轉為標誌。如果經過刺激，病人的情緒反應和生理反應高潮先高後再減輕的話，就表明已經基本達到這次治療的要求。基於這種情況下，可再現 5 – 10 分鐘的刺激或情境，病人就會因精疲力竭而對刺激視而不見、聽而不聞。這時，就可以停止刺激，讓病人休息。

40. 巡道過喜致厭食

心故事

宋子京，明代黃岡人（今湖北黃岡）。科舉學業不成，轉而習醫，久而對《素問》、《靈樞》、《六腑內外》、《穴穴相應》等經典很有心悟。他的洞察力很強，一望診則知患者的疾病所在。

某省有位巡道（按察副使），看上去沒有甚麼病，可就是不思飲食。郡守向他推薦了宋子京，巡道應允。宋子京卻對郡守說："且不急於前往診治，等我先觀察一下再說。"有一天，巡道外出，子京趁機觀察了巡道的氣色。然後，他故意穿了一身破舊的衣服，渾身上下髒兮兮地去拜見巡道。巡道聞聽宋子京前來拜見，立刻穿戴整齊出來迎接，見他竟然如此打扮，非常不高興。可是，宋子京出來後卻笑着對周圍的人說："巡道大人的病已經好了。"

第二天，巡道的身體果然好起來了，食慾大進。於是，他又召宋子京入見。這次，宋子京穿戴整齊前來拜見。巡道說："你昨天何不如此穿戴整齊，致使我怒而不悅呢？"子京答道："昨天我之所以穿得又髒又破，是為了給您治病。您的病是平素過喜所致，一怒則喜病可癒，飲食自進。"巡道聽罷，才恍然大悟。

經典原文

宋子京，黃岡人。學舉子業不售，去而習醫，久之悟《素問》、《靈樞》、《六腑內外》、《穴穴相應》，又心智洞朗，一望而知人病之所以。有巡道無他病，但不能食，郡守以子京進，子京曰："且無往，當先觀之。"巡道出，子京從輿上一觀，乃敝衣冠垢污而進，巡道不悅，出而語人曰："病瘳矣。"次日，呼子京入，則美其衣冠。巡道曰："昨日不如此，大致余怒。"子京曰："昨日垢敝，乃醫公者也。公生平常得喜病，一怒而喜消病癒，便能食矣。"

——清・陳夢雷《古今圖書集成・醫部全錄・醫術名流列傳》

中醫心法

本案例中巡道大人既無他病卻為何不思飲食？在那個階層等級森嚴的時代，無論是下屬，還是大夫都不便直接詢問當事人。因此，宋子京並未把脈，而是運用了中醫的"望診"，從當事人的行為之旁進行觀察，也許他看到了巡道大人的喜形於色的表現，於是斷定他所患的是"喜病"。從現代精神醫學的角度來看，本案例與"精神性厭食"相似。

中醫認為，人的情緒與生理密切相關，一方面，情緒基於臟腑生理功能的正常，如《素問・陰陽應象大論》中說："人有五臟化五氣，以生喜、怒、憂、思、恐。"具體來說是：心在志為喜、肝在志為怒、脾在志為思、肺在志為憂、腎在志為恐。《靈樞・九針論》中說："心藏神，肺藏魄，肝藏魂、脾藏意，腎藏精志。"可見，中醫認為情志活動是五臟生理功能的反應，這是古代最早的心理生理之說。另一方面，中醫認為情緒異常反過來也會影響臟腑生理功能。如《素問・陰陽應象大論》中說："暴怒傷陰，暴喜傷陽。"具體來說就是：怒傷肝，喜傷心，思傷脾，憂傷肺，恐傷腎。

情志作為人體對外界刺激反應的主觀體驗，是人之所以為人的正常反應，沒有情緒反應是病態，但反應過度亦會導致人患病。概而言之，情緒太過與不及都是不正常的。喜，一般屬於良性反應，適當的喜樂，能使氣血運行通暢，營衛通利，面色紅潤，思維敏捷，神采飛揚，抗病能力提高，有益於心的生理活動。但過喜也最易傷心：初起則喜笑不休，夜臥不寧；繼則損傷心氣心陽，致使自汗不收，心悸不眠，或驚悸不安，或因心氣渙散，神不守舍，而時喜時悲，甚則喜極生狂，高聲喊叫。若平素心陰素虛，則喜而更易傷及心陰，致心火偏亢，出現盜汗、心煩、失眠等症狀。正如《靈樞・本神》所說："喜樂者，神憚散而不藏。"案例中的巡道便是因為心氣渙散，神不守舍，心神不能統攝脾胃，導致不思飲食。

所謂心病還要心藥醫，根據情志之間的相互制約關係，宋子京採用以怒勝思，以怒侮喜的心理治療方法。根據當事人官位高不便接觸的實際情況，採取了以反常禮節刺激當事人的方法而奏效，充分體現了中醫"意療"方法的智慧。

知識拓展

望診

望診為中醫望、聞、問、切四診方法之一，是指大夫對病人全身和局部的神、色、形、態等進行有目的的觀察。中醫認為，人體面部五官氣色和五臟六腑關係密切，若臟腑功能活動有變化，必然反映於人體外部的神、色、形、態等各方面。五臟六腑和體表由十二經脈貫通在一起，又分別和全身的筋、骨、皮、肉、脈（五體）相配：肺主皮毛，肝主筋，脾主肌肉，心主血脈，腎主骨。五官亦與五臟相關：鼻為肺之竅，目為肝之竅，口為脾之竅，舌為心之竅，耳為腎之竅。因此，觀察體表和五官形態功能的變化徵象，可推斷內臟功能的變化，還可反映精、氣、神等全身健康狀況的盈虧。精充、氣足、神旺，是健康的徵象；精虧、氣虛、神耗，是疾病的表現。能望而知之的醫生當為醫術高明的大醫。

41. 鹽販失財嘔血險喪命

心故事

明代海鹽縣（今浙江海鹽）有一名醫叫錢同文，不但醫術高明，而且樂善好施，為人治病不分貴賤，不計錢財。當地有一個挑擔販賣私鹽的小商販，家中窮得連隔夜糧都沒有，本指望賣鹽換些糧食，不料鹽又被縣衙胥吏奪走。一時氣急，嘔血數升，幾乎是爬至錢宅求治。

錢同文醫生一番診治之後，開出方劑，不但未取分文，還悄悄將白銀半錠夾於藥包中。販鹽者回到家中，打開藥包後發現銀子，以為是錢大夫弄錯了，便返回去找錢同文。同文對他說："我怎麼會有銀子？如果是我送給你的，我一定會當面告訴你的。"販鹽者得到這樣一筆意外之財，一家溫飽得以解決，自然是歡喜不已，喝了藥就痊癒了。

經典原文

有荷擔鹽販者，家無斗粟，鹽為捕所奪，嘔血數升，匍匐求治。同文潛以白金半錠雜藥中，其人啟函得金，以為誤也。同文曰："我安得有金？即遺汝，必明告汝矣。"其人得金喜，飲藥立癒。

——清・陳夢雷《古今圖書集成・醫部全錄・醫術名流列傳》

本案中的鹽販在遭人奪走養家糊口的生意之本後，一時氣急，嘔血數升，在現代醫學看來，可能為應激性反應的胃出血。甚者可以導致腦出血，心肌梗死。

中醫認為，“七情”與臟腑的功能活動有着密切的關係，是生命活動的正常現象，一般不會使人發病。如果突然、強烈或長期經受情志刺激，就會使臟腑的氣血功能紊亂，導致疾病的發生。這時，“七情”就成了導致內傷疾病的主要因素，中醫稱之為“七情”內傷。

情志因素不僅可以直接導致多種疾病的發生，而且還對所有疾病的恢復起着重要作用。在本案例中，錢同文的高明之處在於他對患者的病因病理作出了正確的分析判斷，認為當事人的病患是由於遭受了財產損失，情志不遂所引起的。因此，當務之急在於如何幫助當事人解決實際困難，也就是說治療心病才是根本。於是，醫生採用了順情從慾法來處理這個急症。當然，如果醫生直接贈送給患者銀兩，估計患者是不好意思接受的，而且還可能帶來更大的心理壓力。因此，基於患者的實際情況，醫生採取了將白銀混入藥中的形式來贈送，以解除患者的燃眉之急。

所謂順情從慾療法，就是通過滿足人的意願、感情和生理需要，達到袪除心理障礙的方法。飢而欲食，寒而欲衣，男大當婚，女大當嫁，惡死樂生都是人類的正常生理和心理需要。“意念未遂，所求不得”是導致心身疾病最常見的病因或誘發因素。如果一個人的基本生活需求都不能得到滿足的話，不僅影響人的正常生理活動，甚至會導致精神情志的病變。對於此類疾病，單憑勸說或認知開導是難以解除患者疾苦的，最實際的方法就是“以從其意”，協助滿足其基本需求。使患者怡然喜悅，心情舒暢，對於疾病的痊癒有積極的促進作用。

知識拓展

辱罵真的能致人於死嗎？

“一時氣急，嘔血數升”，這樣的情況在古代小説中常有描述。例如，《三國演義》中諸葛亮三軍陣前罵死王朗。那麼，辱罵真的能致人於死嗎？

王朗的死亡在醫學上屬於猝死，猝死的原因很多，如溺水、電擊、窒息、腦外傷、腦出血、急性心肌梗死等。根據王朗的情況，可推測兩種可能：一是急性心肌梗死或嚴重心律失常所致的心源性休克；二是腦出血。其一，王朗一生高官厚祿，飲食自然也是膏粱厚味。用現代的話來説，就是高動物脂肪、高膽固醇飲食，這恰恰是造成動脈粥樣硬化的重要條件，也埋下了猝死的禍根。在嚴重動脈粥樣硬化的基礎上，若有強烈的精神刺激，則體內會發生一系列變化，導致急性心肌梗死和心室顫動，造成心源性休克而猝死。其二，腦出血又叫腦溢血，是高血壓的嚴重併發症。據統計，造成腦出血的原因，85% 以上是高血壓病。高血壓病人往往有動脈硬化，在硬化時血管的韌性減退，脆性增加，容易破裂。同時，長期高血壓的血管壁受高壓力的影響，內膜和肌層逐漸發生退行性變或壞死，有時形成微動脈瘤。這種動脈瘤的壁很薄，如果遇到血壓突然升高的情況，便會破裂出血。可見，較大的精神刺激（如辱罵等）是可以直接導致嚴重後果的。

治療本病的經典方藥

大黃黃連瀉心湯：大黃 10 克，黃連、黃芩各 5 克，藥三味，以水 800 毫升，煮取 250 毫升，頓服之，瀉火解毒，燥濕泄熱。

42. 汪石山以錫代銀解憂憤

心故事

明代醫家汪石山曾治療過一個患者。該患者是縣衙公差，奉命前去緝拿犯人，他用鐵索將犯人鎖着押往縣衙，不料走到途中，嫌犯其乘其不備投河自盡。犯人家屬於是上訴，說肯定是該公差向犯人勒索錢財威逼其致死。雖然後來該公差被宣佈無罪，但也為官司花了很多冤枉錢。公差家境本來就不富裕，如此一來更加窘迫。因此而憂憤成疾，精神恍惚，如醉似癡，胡言亂語，神智錯亂。

家人請汪石山前來診治，汪石山了解病情後對家人說："他患此病是破財憂憤所致，要得歡喜才能痊癒，不是服藥就能治好的。"於是汪石山讓患者的家人把錫熔化，製成數枚假的銀錠，悄悄放在患者的床頭。患者見後果然大喜，緊緊握住"銀錠"，目不轉睛地盯着它，久久不肯放手。不久後，其病就痊癒了。

經典原文

汪石山治一人。縣差拿犯人，以鐵索鎖犯，行至中途，投河而死，犯家告所差人索騙威逼致死。所差脫罪，未免費財，憂憤成病，如醉如癡，謬言妄語，無復知識。診之曰："此以費財而憂，必得喜乃癒，藥豈能治哉？"令其熔錫作銀數錠，置其側，病者見之果喜，握視不置，後病遂癒。

——清・魏之琇《續名醫類案・卷二十一・顛狂》

本案中的公差親眼所見自己押送的犯人畏罪自殺，先已遭受了一種負性的應激刺激，心情尚未平靜；又遭犯人家屬控告，名聲受損暫且不說，為此還平白無故地破費了一筆錢財。可謂禍不單行，雪上加霜。他一憂自己家庭經濟損失之大，二憤履行公務卻成了被告，在這種雙重打擊下，便出現精神恍惚、胡言亂語、神智錯亂等精神障礙。在中醫可診斷為以憂憤為主要特徵的情志障礙，在西醫則可診斷為“應激性或反應性精神障礙”。

《靈樞•本神》中說：“愁憂者，氣閉塞而不行。”中醫認為，情志受阻不解，氣機閉塞不行，津液不能敷佈，聚而成痰，痰氣鬱結於上焦，進而蒙蔽心竅。心竅被蒙，神明失主，故精神恍惚、如醉如癡、胡言亂語，而發“癲癡”。汪石山醫生洞悉案情曲折、患者家境及其情之所繫，認為該公差的情志主要繫於錢財損失。於是，根據“憂傷肺，喜勝憂”之理，設計了“熔錫作銀數錠”的方法來安撫患者。因為在古代，中藥湯劑鎮靜安神的效果不可能取得速效，在患者急性發病的情況下，汪石山設計的方法不能不說是讓患者得到滿足和促使其神志安靜的一個權宜之計。當然，從本案例當事人的實際情況來看，滿足其某種現實的需求才是取得療效的關鍵所在。

利用情志相互生剋的關係，以人為誘發出來的某一情志來制約另外一個消極的或過度的情志，促進氣機的正常運行，這是中醫心理治療的一個重要特色。在運用情志相勝療法治療情志疾病時應注意兩點：一是要把握好誘發情志刺激的強度。這裏又有兩層意思：首先，治療所採用的情志刺激強度要超過致病的消極情志，否則就達不到克制消極情緒的治療目的；其次，用於治療的情志刺激也不能太過，否則又可能會引起新的疾病。二是要注意誘發刺激的針對性和可操作性。心理醫生應根據病症的具體特點、患者的經歷和生活背景來設計治療的靶目標，擬誘發出來的情志，以何種方法誘發特異性情志，如何就地取材，因地制宜製作刺激手段和物品，以及設計具體的實施表現方式等等，都需要一定的創新思維。

知識拓展

名醫介紹

魏之琇（1722 － 1772 年），清代醫家。字玉璜，號柳州，浙江杭州人。世醫出身，幼因貧於質肆幫活，夜則燈下苦讀，先後達二十年，竟通醫術，並以醫濟世，頗有醫名。以《名醫類案》尚有未備，遂予以補充，著《續名醫類案》。另有《柳州醫話》等書均行於世。

精神病的中醫食療

中醫食療不僅只是考慮飲食的營養，還包括針對患者的身體情況和情志狀況進行的調節。以下是一個主治精神分裂症、抑鬱症、癲癇諸症的飲食方案：豬心（半個），遠志 15 克，柏子仁 15 克，合歡皮 15 克，茯神 20 克，鈎藤 15 克，石菖蒲 12 克，蓮子芯 20 粒，鬱金 10 克，天麻 6 克，天竺黃 6 克，石決明 20 克，以武火煮滾，後用文火煲 1 小時 30 分。

43. 士人醉飲污水疑蟲患

心故事

有一士人去姻親家赴宴，因為高興，飲酒過量，醉得很厲害，被人送至後花園處安歇。深夜時分，他感到非常口渴，但一時找不到水喝，情急之中吸了幾口花園石槽中的積水。天亮時，他發現石槽的積水中盡是游動的小紅蟲，頓時噁心不已，憂心忡忡。從此，他總覺得肚子裏面好像有蛆蟲，胃脘脹痛，日想月思，不思茶飯，身體日漸瘦弱，四處求醫都不能治癒。醫家吳球應邀前去診治，一番診視之後，知曉此人的疾患起因於疑惑。於是，他先將紅絲線剪成數段，就好像小蟲子一般，再用兩粒巴豆和飯一起搗爛，放入紅絲線，和成數十顆藥丸。然後叮囑病人在昏暗的房間內將藥丸服下，又在便盆內先放少許清水。不一會兒，病人就想腹瀉，連忙讓病人坐於便盆。當病人瀉出之前服下的東西時，漂浮蕩漾在水上的紅絲線就如同條條蛆蟲一樣。此時，醫生打開房間的窗戶，讓患者親自檢視。從此，病人心中的疑慮被解開，再調理半月，身體就完全康復了。

經典原文

一人在姻家過飲，醉甚。送宿花軒。夜半酒渴，欲水不得，遂口吸石槽中水碗許。天明視之，槽中俱是小紅蟲。心陡然而驚，鬱鬱不散。心中如有蛆物，胃脘便覺閉塞。日想月疑，漸成痿膈，遍醫不癒。吳球往視之，知其病生於疑也。用結線紅色者，分開剪斷如蛆狀。用巴豆二粒，同飯搗爛，入紅線丸十數丸，令病患暗室內服之。又於宿盆內放水。須臾欲瀉，令病患坐盆，瀉出前物，蕩漾如蛆。然後開窗令親視之。其病從此解，調理半月而癒。

——清・俞震《古今醫案按・諸蟲》

中醫心法

在本案例中，患者因情急之中飲下不潔淨的石槽積水，繼而又的確看到"槽中俱是小紅蟲"，而產生紅蟲入肚的疑病觀念是可以理解的，或者說是符合現實情況的。如果當事人的確感染了紅蟲，醫生用驅蟲藥即可治癒，但現實卻是"遍醫不癒"，可見他感染紅蟲的可能性比較小。夜間，石槽中的紅蟲也許靜止在水底，而當事人只是喝了一些上層的積水，所以萬幸沒有感染紅蟲。但患者因疑病觀念未除，所以出現胃脘不適、抑鬱寡歡、厭食消瘦、漸成痛膈的心身體徵。這種病患與成語"杯弓蛇影"中所說的故事不盡相同，後者是因為錯覺而致驚恐，而本案例中的刺激卻是現實的，而非錯覺。

醫生吳球基於當事人"遍醫不癒"的診治病史和辨證分析，作出了"知其病生於疑"的正確判斷。如何使具有疑病觀念的病人相信他並沒有罹患如他自己所稱的疾病，是臨床心理醫生非常頭痛的事情。臨床經驗告訴我們，患者的疑病觀念幾乎很難通過醫生的說服工作根除。所以，吳球採取了讓病人眼見為實的現實治療方法，他用巴豆、飯和紅絲線製成特殊的藥丸，通過一系列的情境設置和以假亂真的暗示而獲得療效，其構思之巧妙不能不令今人欽佩。

現代心身醫學認為，積極的心理暗示可以使接受暗示者產生積極的情緒，調動身體潛能，消除相關的軀體症狀。本案例中的“驅蟲藥”和瀉出的“紅蟲”將對病人產生積極的心理暗示——喝進去的“紅蟲”終於被驅出來了。

中醫學中運用暗示療法非常普遍。例如《素問·調經論》中說：“按摩勿釋，出針視之，曰我將深之，適人必革，精氣自伏，邪氣自亂。”這就是說，針刺時醫生應用手按摩其病處，出針時應拿針給病人看，然後對病人說：“我將刺進去啦。”病人聞之則會身心忻悅，情必改異，忻悅則精氣潛伏於內，邪無所據，自被攻散，可見，針灸時應該並用語言暗示。

知識拓展

名醫介紹

吳球，生卒不詳，明代醫家，字茭山，括蒼（今屬浙江臨海）人。博學慕古，少時即研究經書，精於醫術。嘗著《諸證辨疑》，或稱《諸證辨疑錄》。又有《用藥玄機》、《活人心統》、《方脈生意》、《食療便民》等著作，均已散佚。

俞震（1709 – 1799 年），字東扶，號惺齋，浙江嘉善人。清代醫學家、詩人。性敏慧，自幼博覽群書，擅長吟詠寫詩。後因體弱多病，從金鈞習醫，得其秘奧，遂為一代名醫。著有《古今醫案按》、《古今經驗方按》等。

暗示療法的應用

暗示療法尤為適合於因疑心、誤解、猜測、幻覺所導致的心理障礙或者是與文化因素相關的精神疾病（如因宗教迷信患病）。運用此療法之前首先必須搞清楚患者“因甚麼而病”、“最相信甚麼”；其次，醫生應對病人的疑慮充分共情，理解病人的感受與想法，與病人建立充分的信任關係。暗示療法的效果與病人對醫生的信任程度成正相關。暗示療法必建立在病人對醫生深信不疑的基礎之上，再根據病人的具體情況設計實施暗示的程序，選擇合適的暗示方法。

臨床上常用一些安慰劑作為實施暗示療法的媒介。常用的“安慰劑”主要有兩大類，一類是無特殊治療作用的葡萄糖、乳糖、生理鹽水等；另一類是有一定的治療作用，但與治療的疾病無關的藥物，如維生素類、葡萄糖酸鈣、甘草流浸膏、氨水及某些中藥煎劑等。

雖然安慰劑本身是無特殊治療作用的，或與治療疾病無關的一些藥物，但因為心理暗示作用而在應用之後常可以出現意想不到的療效。雖然安慰劑可用於許多疾病的輔助治療，但安慰劑的療效也因人而異，應避免濫用。

44. 妙法催嘔治酗酒

小故事

有一男子，從小就喜歡飲酒，漸成酗酒之病。片刻無酒，就不停地大呼小叫，不思飲食，身體因此而日漸消瘦孱弱。因他聽不進家人的勸告，家人只好將他綁在房間的柱子上，並且只給他看看酒罎子，雖可以聞到酒香但不給他喝。此男子愈發焦躁不安，不斷掙扎呼號，猛然間竟從嘴裏吐出了一塊豬肝樣的東西，家人索性將這個噁心的東西丟進酒罎。見此情景，此男子便開始厭惡飲酒，酗酒的惡習竟然被戒除了。

經典原文

一人自幼好酒，片時無酒，叫呼不絕，全不飲食，日漸羸瘦。或執其手縛柱上，將酒與看而不與飲，即吐一物如豬肝，入酒內。其人自此遂惡酒。

——明・江瓘《名醫類案・卷五・癥瘕》

中醫心法

本案中的男子酗酒成性，相當於現代精神醫學中所說的酒精依賴或酒精成癮。酒精成癮綜合症是由於長期酗酒所導致的軀體或心理上對酒的強烈渴求與高耐受性的一種精神障礙。其主要特徵有：一、對喝酒的強烈慾望，酗酒時體驗到快感；二、對喝酒的開始、結束或酒量的自控能力明顯下降；三、明知酗酒有害，甚至主觀上希望減少或停止酗酒，但總是自制無力而失敗；四、對酒精的耐受性逐漸增加，酗酒量增多，酗酒頻率增加；五、減少或停止酗酒時將出現手、足及四肢震顫、出汗、噁心、嘔吐等戒斷症狀，只有通過飲酒才能消除症狀；六、因為酗酒而導致成癮者社會功能受損。本案中的男子"片時無酒"便表現"叫呼不絕，全不飲食"，可見酒精依賴的戒斷症狀相當嚴重。所謂戒斷症狀是指因缺乏或減少酒精等精神活性物質所導致出現的綜合症，主要表現為意識障礙、注意力不集中、情緒改變、精神運動性興奮或抑鬱、易激惹等。

本案中酗酒男子的家人為了幫助他戒酒，只好將他綁在房柱上，也許是為了讓他"望梅止渴"，使其能望到酒罎而不給飲。出人意料的是在該男子在躁動掙扎之中竟然吐出了一個在胃內結塊的東西，紫紅得像豬肝一般，看起來十分噁心。不知是有意還是無意，家人將此噁心之物丟進酒罎之中，正因為家人這個難能可貴的正確動作，使當事人以後每當想酗酒時，腦海中便會不由自主地想到這個噁心的東西，也就是說，在酒和那個厭惡的嘔吐物之間形成了一種條件反射，從而使他對飲酒產生了一種反感厭惡的情緒，克服了嗜酒的惡習。

本案例中患者家屬無意實施的方法與現代行為主義治療中的厭惡療法相近。所謂厭惡療法，是依據經典條件反射理論而設計的一種行為治療技術。其做法是將欲戒除的目標行為（或症狀）與某種不愉快的或懲罰性的刺激（如嘔吐物）連接起來，使之在兩者之間建立起一種條件反射，患者因對原成癮物質感到厭惡而自動戒除不良行為。用於厭惡治療的刺激物可以是物理刺激、化學刺激和想像中的厭惡刺激。厭惡治療的必要前提是：先確定打算戒除的靶行為和選擇某種合適當事人的厭惡刺激。實施治療的程序是：先用成癮物質（如酒）誘發出患者的快感，然後立即施加準備好的厭惡刺激，使當事人即刻產生厭惡的生理和心理反應。經過若干次同樣的刺激之後，在成癮物和厭惡刺激之間建立條件反射。在本案例中，患者的家人"將酒與看而不與飲"的行為正好誘發了酗酒者的成癮症狀，並巧妙地利用當事人自己的嘔吐物作為厭惡刺激，使患者因而對酒感到厭惡。

中國式的厭惡療法在民間並不陌生。例如，婦女們知道延長哺乳時間有助於避孕，因此，許多地方的兒童一直到 6－7 歲時仍未斷奶。但是長此以往，容易助長兒童對吸奶的依賴，不利母親身體健康，但要使這時的孩子斷奶也並不容易，於是，人們在乳頭上塗抹黃連汁，使兒童因厭惡黃蓮之苦而自覺不再吸奶。

知識拓展

酒精依賴綜合症的治療

可用金鈴子散合失笑散加減：方中川楝子可行氣疏肝，玄胡索行氣活血；五靈脂通利血脈，蒲黃活血祛瘀；脘痞者可加木香、枳實以行胃氣。

中醫醒酒、戒酒方藥

（1）解醒湯：醉酒後服之。白茯苓（一錢半），白豆蔻仁（半兩），木香（半錢），桔紅（一錢半），蓮花青皮（三分），澤瀉（二錢），神曲（一錢，炒黃），砂仁（半兩），葛花（半兩），豬苓（去黑皮，半錢），乾生薑（二錢），白朮（二錢），人參（一錢）。研為細末，和勻，每服二錢半，白湯調下，但得微汗，酒疾去矣，不可多食。

（2）戒酒方：葛根 20g，龍骨 40g，牡蠣 40g，赤芍 20g，白芍 20g，黃芪 40g，天麻 5g，牛膝 15g，黃連 6g，鈎藤 5g，羌活 15g，玉竹 15g，澤瀉 15g，豬苓 15g，茯苓 15g，每日一劑，水煎至 200ml，分兩次口服。

45. 小兒跌落眼倒視

心故事

明代時，江西鄱陽縣有一個幼兒坐在高台上玩耍，一不小心跌落到地上，因為受到驚嚇，視覺一時顛倒，所見房屋、景物全部倒轉。家人請名醫張愷來治，張大夫便找來一個力氣大的人將此幼兒的身體反覆顛倒數次，竟然使其視覺恢復正常。凡是不能用藥物治療的疾病，張愷並不拘泥方脈，而是靠自己的心悟來靈活施治，沒有患者不被他治癒的。

經典原文

小兒坐高處懸跌於地，瞳仁倒視，見房舍皆翻覆，愷令有力者，將小兒顛倒數次，其視則順。凡疾非藥石可療者，愷不執方脈，以意治之，無不立癒。

——清•陳夢雷《古今圖書集成•醫部全錄•醫術名流列傳》

中醫心法

要正確理解本案例中幼兒為何從高處摔落之後出現的視覺顛倒現象，必須先了解人類視覺形成的基本知識。人的眼睛就像一面透鏡，景象通過角膜、晶狀體的折射，投射到眼底的視網膜，形成倒置的圖像，這種倒置的圖像通過視神經以電信號的方式傳導到大腦皮層，由視覺中樞對其進行分析綜合，並結合生活經驗將倒置的圖像解讀為成正立的圖像意象。換而言之，雖然物理圖像是倒置的，但心理意象卻是正立的圖像。

一般情況下，兒童在兩三歲階段，大腦皮層的發育尚未成熟，視覺中樞分析信號的能力，以及結合生活經驗綜合信息的能力尚不完善，所以，這時的孩童常出現倒着拿玩具，倒着看連環畫的現象。因為這樣倒視，在視網膜上所成的圖像才是正立的，其實這是一種正常的"倒視"生理現象，並非病理性的。隨着孩子大腦發育的日趨成熟和生活視覺經驗的增長，這種倒視的現象會逐漸自動消失。當然由於個體的差異，每個幼兒"倒視"持續的時間不盡相同，通常情況下，這種生理發育性的"倒視"需要幾個月時間，有的持續時間還會更長一些。經驗表明，多讓孩子參與遊戲，搭建直立的積木建築，觀察植物與爬爬樹木，可以使孩子更快地渡過倒視生理階段。

在本案例中，張愷大夫針對幼兒倒視的異常情況，將兒童身體反覆顛倒數次，結果倒視症狀消失，這有以下幾種可能：也許是這次偶然的摔倒事故發現了該孩童的倒視，也許原來就有的倒視正處於恢復階段，與張愷大夫的治療純屬巧合；也許是這種獨特的"視覺顛倒訓練"真的促進了其倒視的矯治。現代醫學實驗證明，正常人經過倒視實驗的練習，可以習慣倒視觀察世界。因此，本案例中不正常出現的倒視，經過身體的倒轉，即相當於戴上正視鏡，可以促使其學習正視的經驗，矯治其倒視的視覺障礙。

張愷大夫診治的可貴之處就在於，能夠根據患者的實際情況靈活地設計新的治療方法，而不墨守成規。所謂“凡疾非藥石可療者，愷不執方脈，以意治之”的評語正是對他實踐智慧的生動寫照。

知識拓展

有關倒視的實驗

人的眼睛就像一面透鏡，外界景象投射到眼底的視網膜，形成倒置的圖像。在未經社會化過程的嬰兒眼中，所看到的世界的確就是顛倒的。但隨着時間的推移，大腦的加工機制越來越複雜，圖像解讀融入了行為經驗的因素，這種倒置的圖像才逐漸被解讀為正像。為了證實每個人都曾確實經歷過這一視覺適應過程，美國加利福尼亞大學的心理學家斯卓登做了一個有趣的實驗。他把一副特製的類似照相機作用的透鏡配戴在自己的右眼上，再用布蒙上左眼。於是，他現在所看到的一切都被倒置過來。開始他感到手足無措，四處碰壁。然而，隨着練習次數的增多，他逐漸能夠用叉吃飯、拿杯子喝水了。到第八天早晨，斯卓登突然覺得周圍的世界似乎不再是顛倒的了。這就是説，他已經基本適應了這個“顛倒的世界”。當天晚上，斯卓登取下透鏡和蒙眼布，他又一次陷入了新的“顛倒的世界”。不過第二天清晨他一覺醒來，發現自己又重新回到了正常人的視覺世界。斯卓登的實驗表明，經過訓練，個體確實能把眼中視覺世界顛倒過來，也能夠恢復正常，與其説人的視覺世界是物理的，還不如説是心理適應性的。

有關實驗表明，給被試者戴上可以產生嚴重變形視覺的眼鏡，讓其學習適應新的視覺世界，結果發現，戴着變形視覺眼鏡但自己行走的被試者要比坐在車裏由別人推着走來走去的被試者較快地適應新的視覺環境。這説明，人通過自主運動與一個新的視覺世界進行互動，對於快速適應是至關重要的。這是因為運動可以將肌肉所發出的指令與感覺反饋聯繫起來，而坐在車裏保持身體固定不動就像是在看一部古怪電影一樣，被試者肌肉沒有任何運動，也不能控制任何活動，因此知覺學習較難。事實上，在視覺世界中，再小的扭曲都需要通過知覺學習去適應。例如，物體在水下的外觀大小、距離、曲直都會發生扭曲。而職業潛水員通過適應在水下觀察事物，可以正確地知覺那些被扭曲的特徵。由此可見，一個人是可以通過訓練適應一個全新的視覺世界的。

46. 孕婦幻聽胎兒啼

心故事

有一孕婦總是自感聽到胎兒在自己腹中啼哭，攪得她終日心神不寧。為此請了許多醫生，用了許多辦法，都未能奏效。後來，家人請來名醫程世光。程大夫問清原委之後，想出了一個巧妙的方法。他將一把豆子撒在地上，要求孕婦低頭伏身去撿豆子，結果孕婦因集中精神去拾豆子，就不再覺得胎兒在腹中啼哭了。

經典原文

有胎婦，兒腹啼，皆不能治。乃傾豆於地，令婦低首拾之，兒啼止。

——清・陳夢雷《古今圖書集成・醫部全錄・醫術名流列傳》

中醫心法

本案例中的孕婦聽到胎兒在腹中啼哭，實為一種幻覺（幻聽），因為未出生的胎兒只能通過臍帶進行氣血交換，根本不可能用口鼻呼吸或哭泣。幻覺是指患者的感覺器官在沒有客觀刺激的前提下產生的知覺體驗。幻聽，就是在客觀實際中並無此聲音，但卻被患者所感知，即"聽到"。引起幻聽的原因可能有多種，或因精神過度緊張、思念、急切的期待等心理因素；或因為聽覺中樞障礙或精神病；或因藥物過敏和麻醉劑等藥物作用。幻聽包括言語性和非言語性幻聽。前者可以是幾個單詞、一段話，稱為言語性幻聽；若言語的內容是評論患者的言行，稱為評論性幻聽；若聽到的內容是命令患者做某事時，稱為命令性幻聽。後者常見有流水聲、鳥叫聲、機器聲等。幻聽的聲音可能比較清晰，也可能比較模糊；幻聽的聲音可能是熟悉的，也可能是陌生的。但大多數幻聽都與當事人的生活情境和長期壓抑的意向和思維活動有關。

在本案例中，程世光大夫在了解病情後認為，當事人的幻聽是因為過分關注腹中胎兒的情況，或期待胎兒快點出世的緊張心理所造成的。於是，他巧妙地安排了一個讓當事人撿拾地上豆子的療法，因為豆子小而圓，不集中注意力不容易撿起，從而有效地轉移了患者的注意力，巧妙地消除了幻聽。

程世光大夫所施行的治療方法在中醫心理學中可以稱之為移情易性療法，也即轉移注意療法。所謂移情，是指設法通過某種活動轉移或分散病人對身體或疾病的過分關注和擔心，使其注意力和興趣的焦點轉移到某些工作或娛樂活動中去，減少或切斷與不良刺激因素的接觸，改變病人意向活動的指向性，使其從某種情緒情感的糾葛中解脫出來。所謂易性，是指通過學習、交談、娛樂等活動，陶冶病人的性情，排除其內心的雜念，或改變其錯誤的認識與不良的情緒，改變其不健康的生活習慣與行為方式。正如清代學人林春溥所說："觀書繹理，可以養心；彈琴學字，可以養指"。

中醫的移情易性法與工娛治療原理和方法基本相同，但二者的側重點有所不同。移情易性法常用於治療情志不遂，憂愁苦悶、癡情思念等因素引起的心理障礙，治療的關鍵在於投其所好，吸引和激起患者的活動興趣，移其心志而使忘其病。工娛療法則主要應用在處於恢復期的精神病患者，旨在培養患者的勞動技能和增強適應社會的能力，促進肢體機能、勞動體能和智能的康復。

知識拓展

治療幻聽的方藥

中醫認為幻聽多為肝氣鬱結，故常以寬中理氣、疏肝解鬱立法。方藥以柴胡、赤白芍、珍珠母、煅磁石、遠志、棗仁、柏子仁、石菖蒲、丹參、茯神、當歸、玫瑰花、香附、炙甘草、丹皮、天麻、代赭石等通經行氣、和肝解鬱。

工娛治療

所謂工娛治療，是現代精神病治療學的方法之一。是指組織患者參加適當的工作和文娛活動，以促進精神疾病康復的一種方法。工娛治療不僅可以使患者轉移病態性的注意力，減少幻覺、妄想等症狀的不良影響，減輕焦慮、抑鬱或恐懼等消極情緒和病態行為，同時有助於提高患者的自我價值和自信心，促進肢體活動和機體新陳代謝，提高個體的社會適應能力。

精神病醫院常見的工娛治療包括工療與娛療，工療的方法有縫紉、繡花、編織等手工藝工作；雕刻、繪畫、書法、陶藝、美術、剪紙等藝術性工作；種植、園藝、養家畜、養魚等操作性勞動；作一些簡單的產品組裝或包裝等技術工作等。娛療包括體育活動與文娛活動。體育活動主要有散步、做廣播操、打太極拳、集體遊戲、健身活動等；文娛活動主要有閱讀、欣賞音樂、舞蹈、下棋、打牌等。

47. 沈君魚患畏死之症

心故事

明代有一個叫沈君魚的人，生性多疑善慮，終日提心吊膽，害怕死亡頃刻臨頭。為此，他不但四處問卦占卜，燒香禱告，祈求神靈保佑；而且遍訪名醫，求醫問藥。有一天，他找到錢塘名醫盧不遠那裏就診，盧大夫針對他的懼死心理開了一些方藥，並進行了耐心的開導，患者稍有所悟，心中略覺坦然。不料，第二天一大早，患者又匆匆前來求診。原來，他昨晚又占了一卦，卦辭說他“十日必死”，畏死之恐懼再次籠罩心頭。見病人如此疑懼，盧不遠索性將其留在自己家中住下，以安其心，並建議他前往菁山拜求問谷禪師授法參禪。沈君魚聽從而去，在那裏參禪百日，恐死之症隨之而癒。

甚麼是情志病？情志病不是世間草木之藥所能改變的，只有通過參禪的方法，忘掉各種內心的思慮，拋棄對塵世的雜念，追求生命的真諦，不為生死迷戀，才是治療沈君魚之病的對症良藥。

經典原文

盧不遠治沈君魚，終日畏死，龜卜筮數無不叩，名醫之門無不造。一日就診，盧為之立方用藥，導諭千萬言，略覺釋。然次日清晨又就診，以卜當十日死。盧留宿齋中，大壯其膽，指菁山叩問谷禪師授參究法。參百日，念頭始定而全安矣。情志何物？非世間草木所能變易其性，惟參禪了著，內忘思慮，外息境緣，研究性命之原，不為生死所感，是君魚對症之大藥也。

——清・魏之琇《續名醫類案・驚悸》

中醫心法

本案中的當事人因怕死而惶惶不安，是典型的"死亡恐懼症"。這類患者常有優柔寡斷、疑慮不休和過分關注自己身體健康的性格傾向。若偶遇某些不良刺激，如聽聞某熟悉的人因病去世等消息，則誘發本病。

恐懼症是神經症的一種，是指個體對於某種特定的客觀事物或情境產生的強烈的緊張與恐懼情緒，患者極力迴避，並伴有明顯的焦慮和自主神經功能紊亂症狀的一類神經症。臨床上可見恐懼症有多種表現類型，一般歸為三類：其一是社交恐懼症，是指對一種或多種社交場合、人際接觸等人際處境產生持久的、強烈的恐懼和迴避行為的精神障礙。其二是場所恐懼症，是指一種對廣場、密閉空間、擁擠場所、獨處環境等特定環境產生恐懼性反應和迴避行為的精神障礙。其三是特殊恐懼症，又稱為單一恐懼症，是指對某一具體的物體、動物或具體情境的不合理恐懼的精神障礙，如動物恐懼症、血液傷口恐懼症、疾病與死亡恐懼症等。

中醫認為，恐則氣下，氣下而散；思則氣結，氣聚而定。根據五行相生相剋之關係，土剋水，思勝恐。盧不遠大夫對當事人的死亡恐懼症的心理治療主要運用了情志相勝療法，治療過程大體上可以分為三個階段：首先是"導諭千萬言"，以明其理，並初見療效；其次，讓病人留住其家以壯其膽，又破卜卦將死的虛無之言，並據實分析了當事人恐懼產生的心理病機；最後通過介紹其學習佛理和參悟禪宗，正確認識人生之理，放棄對生死觀念的執着，解除了恐懼心理而病癒。

在西方，對恐懼症的心理治療大多首選行為療法，最常用的有系統脱敏療法、暴露衝擊療法、模仿法等；其次也運用精神分析療法、合理情緒療法、森田療法等。與西方心理療法相比較，本案中盧不遠所採用的方法綜合了精神支持療法、認識療法和精神分析療法。

知識拓展

西方各心理學派對恐懼症的認識

(1) 精神分析學派認為，恐懼症的產生根源是被壓抑的無意識的本我衝動。由於無意識的本能衝動支配着個體的害怕心理反應，引發出來的焦慮防禦機制就有可能被外在的某一特定對象或情境所置換替代，對抗焦慮的防禦反應正是恐懼本身。

(2) 認知學派認為，恐懼症患者具有低估自己的作用，高估所害怕的特定事物或情境的危險性，總是過度擔憂某種消極、極端的事件將要發生，並將給自己帶來無法躲避的危險的認知方式。

(3) 行為主義學派認為恐懼症的形成是通過經典條件反射，個體習得的對條件反射的害怕的反應。為了減少或逃避這種條件性的害怕反應，個體習得了迴避性條件反應行為，而操作性條件學習又使迴避行為不斷得到強化而導致了恐懼症形成。

關於本病的中醫藥膳

（1）心脾兩虛型恐懼症。以健脾益氣，養心安神為主。方藥：歸脾湯加減：黨參 15g，茯苓 15g，白朮 10g，甘草 6g，黃芪 10g，當歸 12g，龍眼肉 15g，酸棗仁 15g，遠志 10g，木香 9g。食慾不振者，加砂仁 10g 健脾開胃；腎陽虛者加肉桂 10g、淫羊藿 15g 以溫補腎陽。

（2）腎精虧虛型恐懼症。以補腎益髓，填精安神為主。方藥：常用左歸飲加減：熟地 20g，山藥 15g，山萸肉 15g，茯苓 15g，枸杞 15g，炒棗仁 15g，益智仁 15g，炙甘草 10g，桑寄生 12g，龍骨 15g，牡蠣 15g。虛熱較甚者，加黃柏 10g、知母 10g 以滋陰清熱；偏於腎陽虛，陽痿、畏寒肢冷、小便清長者可加用右歸飲。

48. 女童氣機內閉發痘疹

心故事

明朝時，浙江海鹽有一小女孩患了水痘，眼結膜也被累及發炎，因為發燒而面部赤紅，如同塗抹了胭脂一般。善於治療痘疹的名醫石涵玉為其診治，說："這是外感時行邪毒，病邪蘊鬱體內所致。"於是，他叫患兒的父親取來一個炮仗，並讓他在離孩子不遠處燃放，炮聲如雷，令女孩大驚，臉上的痘疹全部透發出來。接着，女孩又服用了醫生開的幾劑中藥，不久疾病就痊癒了。眾人都覺得很好奇，紛紛向石涵玉請教。石涵玉答道："對於這種邪毒內閉而不能外發的病症，治療應以通竅為主。驚嚇能將人的心竅打通，從而使得痘疹之邪毒不再潛伏於體內，疾病就自然痊癒了，這有甚麼可奇怪的呢？"

經典原文

一女患痘，眼白色，面紅如灑脂。涵玉曰："內潰證也。"取紙炮一，令其父燃女耳畔，如雷，大驚，面部痘盡起，數劑差。眾奇問之，曰："內潰以通竅為主，驚則心竅開，痘不內伏，何足異？"

——清・陳夢雷《古今圖書集成・醫部全錄・醫術名流列傳》

水痘，中醫又稱為“水花”、“水皰”、“水赤痘”。在古代醫籍中，有關水痘的論述始於宋代，錢乙在《小兒藥證直訣•瘡疹候》一書中最早提出“水皰”之名。吳康健在《小兒衛生總微論方•瘡疹論》中將其命名為“水痘”，並記載了主要症狀：“其瘡皮薄，如水瘡，破即易乾者，謂之水痘。”中醫認為，水痘的發病是因外感水痘時邪病毒，內蘊濕熱所致。水痘時邪病毒從口鼻而入，邪犯肺衛，蘊於肺脾。風熱時邪與濕熱相搏於肌腠，易出易靨，病在衛氣，此為風熱夾濕證；如邪毒深入，熱毒熾盛，病在氣營，此為熱毒夾濕證；如着熱毒化火，內竄厥陰，則可引動肝風，內閉心竅。

現代醫學認為，水痘是由帶狀皰疹病毒初次感染引起的急性傳染病。主要發生在嬰幼兒，以發熱及成批出現周身性紅色斑丘疹、皰疹、痂疹為特徵。冬春兩季多發，其傳染力強，病毒由呼吸道侵入，接觸或飛沫均可傳染。對本病毒，人群普遍易感，多數人一次發病可終身免疫。少數人可出現併發症，如皮膚皰疹繼發感染、水痘腦炎、水痘肝炎、心肌炎、腎炎等。

本病為自限性疾病，一般來說，水痘按照自然病程發生、消退，即使水皰較大破潰後形成糜爛面，也會很快痊癒，如不手抓皮膚潰爛，一般情況下癒後不留疤痕。病程約 2 – 3 週。中西醫比較可知，中醫所說本病外感時邪病毒或內蘊濕熱所致，實際上是指水痘的急性和慢性發病的兩種臨床類型而已。

本案例治療方法的特殊性在於將情志刺激運用於傳染性疾病的輔助治療。民間老百姓都知道，患水痘時，皮疹應得到較充分的透發，隱而不發則易留後遺症。因此，醫生針對患兒氣機閉結、鬱而不宣的病機，運用了情志刺激調氣的方法，使鬱而不發的邪毒透發出來，從而為治癒創造了條件。

知識拓展

水痘的中醫分型治療

（1）風熱夾濕型治用疏風清熱化濕法。主方可用銀翹散、六一散加減。舌苔白膩，濕較重者，加車前子 10g（包煎）；若皮疹癢甚，加蟬衣 6g、僵蠶 10g；若頭痛較甚，加菊花 10g、鉤藤 10g（後下）。

（2）邪毒熾盛型治用清熱涼血，解毒祛濕法。主方可用清胃解毒湯加減。疹色深紅者，加紫草 10g、山梔 10g；唇燥口乾，津液耗傷者，加麥冬 10g、蘆根 30g；齦腫、口瘡、大便乾結、舌苔黃厚者，加生大黃 6 – 10g（後下）、枳實 10 克。

水痘的其他治療手段

（1）外洗：苦參 30g，浮萍 15g，芒硝 30g，煎水外洗，每日 2 次。或用銀花藤 10g，車前草 15g，板藍根 15g，蒲公英 15g，煎湯外洗。

（2）食療：苡仁 100g，綠豆 100g，加水熬熟，加少許糖，每日 2 次服用。

水痘患者忌口

宜多飲溫開水，清淡飲食，應忌食肉食，如豬肉（性溫補）、羊肉（性溫熱）、雞肉、雞蛋和肉桂、生薑、大葱、大蒜、洋葱、韭菜、辣椒、胡椒、芥菜、芫荽、香菇、南瓜、香椿頭、鵝、帶魚、荔枝、桂圓肉、梅子、杏子、大棗、柿子、石榴、櫻桃、栗子、以及炒花生、炒蠶豆、炒瓜子、糍粑、年糕、肥肉、豬油、茴香、咖喱、芥末等。

49. 楊賁亨移情妙法治眼疾

心故事

明朝時，有一位達官顯貴，眼睛患了“內障”之疾。他性情暴躁，總是時時拿着鏡子觀察自己的眼睛，並要求醫生在規定的日子裏治好自己的眼疾。結果，他看了許多醫生，可眼疾卻未見痊癒。後來，家人請來楊賁亨醫生為他診治。

楊賁亨一番診療之後，面帶憂慮地對他説：“你的眼疾是可以自然痊癒的，只是由於先前你服藥過多，藥中的毒素已流入你左側的大腿，而且毒性隨時都可能發作，我真的很替你擔心。”説完，楊賁亨歎歎氣就走了。此人聞聽大驚，於是每日早晚觀察自己的左腿，並不停地撫摩，擔心毒素發作。不久後，他的眼疾不知不覺地痊癒了，而所謂腿中的毒素並未見發作。此人覺得楊賁亨的醫術並不高明，於是差人喚他前來，並準備加以責怪。然而，楊賁亨解釋道：“高明的醫生必須懂得醫病先醫心的道理。您性情急躁，總是拿着鏡子觀察自己的眼睛，把自己的注意力都放在眼睛上，將會使得火氣上炎，眼疾怎會好呢？所以，我只好故意危言聳聽，將您的注意力轉移到腿上，這樣火氣就自然下降，眼疾也就慢慢痊癒了。用兵之道在於詭異和偽詐，醫術亦可如此。”此人聽罷，感慨地説：“哦，原來如此。您真是一個好醫生啊。”並且以厚禮相贈，以作酬謝。

經典原文

楊賁亨治一貴人，患內障，性暴躁，時時持鏡自照，計日責效，數醫不癒，召楊診。曰："公目疾可自癒，第服藥過多，毒已流入左股，旦夕間當發毒，竊為公憂之。"既去，貴人旦夕視左股撫摩，惟恐其發也。久之，目漸癒而毒不作。貴人以楊言不驗，召詰之。對曰："醫者意也，公性躁欲速，每持鏡自照，心之所屬，無時不在於目，則火上炎，目何由癒，故詭言令公凝神於足，則火自降，目自癒矣。兵行詭道，惟醫亦然。"貴人曰："良醫也。"厚禮而遣之。

——清・魏之琇《續名醫類案・目》

中醫心法

本案中富人所患目疾，中醫診斷為"內障"，這是指發生於眼內各組織的一類疾病的總稱。明・王肯堂在《證治準繩・雜病》中指出："內障皆有翳在黑睛內，遮瞳子而然。"可見，中醫所說的"內障"大致相當於西醫所說的白內障、青光眼、黑蒙症等眼科的心身病症。

中醫認為，肝之志在怒，怒傷肝，目為肝之竅，因此，不少眼科疾病的發病與人的情志和性情密切相關。現代醫學認為，青光眼、黑蒙症、眼瞼痙攣、白內障、癔症性失明等眼科病症都與情緒變化和應激反應密切相關。本案中，楊賁亨認為患者性情急躁多怒，怒則肝陽亢而化火，上衝於目，致使"睛裏昏暗"而成"內障"。內障本可用藥治療，但由於患者性急欲速效，每每持鏡自照，反而將注意力集中於雙目而火愈盛，因而屢醫不效。洞察了病機所在，楊賁亨靈活地將情志相勝療法和心理轉移法相結合對其進行治療。他首先設計了詭言毒發左股而使患者日日悲憂，即運用了“悲勝怒”之法，不僅平息了患者的肝怒之火，同時也將其對目疾的過分關注，轉移到其他部位，促進了目疾的痊癒。

中醫這種注意力轉移療法與西方行為療法中的思維中斷法類似。例如治療強迫性動作或強迫性思維的患者，可讓患者在想要行儀式動作之前猛拍一下桌子或用戴在手腕上的橡皮筋彈痛自己，用巨大的聲音或疼痛迫使強迫性動作或強迫性思維暫時得到中止。

知識拓展

（白）內障的中醫藥治療

治法是補益肝腎，益氣明目。熟附子 10g，當歸 9g，熟地 15g，淮山 15g，枸杞子 15g，杜仲 15g，丹參 18g，麥冬 10g，黃精 10g，白朮 20g，雲苓 18g，黃芪 15g，黨參 15g，菊花 15g，蔓荊子 12g，木賊 12g，澤瀉 10g。

（白）內障的養生方法

（1）注意精神調攝：遇事泰然處之，心胸應寬廣，保持情緒舒暢，要制怒。培養對花、鳥等事的興趣來陶冶情操。多與人交談，能分散對不愉快事情的注意力，激起旺盛的生活熱情，能起到阻止和延緩病情進展的作用。

（2）加強用眼衛生，平時不用手揉眼，不用不潔手帕、毛巾擦眼、洗眼。用眼過度後應適當放鬆，久坐工作者應間隔 1 – 2 小時起身活動 10 – 15 分鐘，舉目遠眺，或做眼保健操。要有充足的睡眠，及時消除疲勞。

(3) 飲食宜含豐富的蛋白質、鈣、微量元素，多食含維生素 A、B、C、D 的食物。平時多食魚類，能保持正常的視力，阻緩病情的進展。

四 清代

50. 顏中醫治病除阻抗

心故事

有一位姓顏的中醫，醫術精深，但他深處僻鄉，一向低調不願張揚。當時，揚州富商魏某得了重病，方圓百餘里內稍有名氣的大夫差不多都請遍了，療效總不明顯。有人引薦請顏大夫來診治，魏家人抱着試試看的態度答應了。顏大夫來的那天，穿着簡樸，相貌古拙，眾人都輕蔑他，而顏大夫卻顯得清高傲氣。

僕人引顏大夫至患者病榻前診視。望聞問切後，僕人竟取來數十頁八行書紙，請顏大夫擬方。顏認為這是蔑視自己，他不動聲色，鋪紙開始寫脈案病情，將患者的病因、病程、症狀一一陳述。此時，群醫中有好奇窺視者，見所述皆不易明白，已是頗為驚訝。不到半天的工夫，拿來的紙都被他寫完，他將筆一扔，起身便告辭想走。眾人急忙挽留。再細讀脈案，發現所寫非常符合患者的病情，但文辭深奧古樸。脈案對病情的分析上溯《素問》，下引證名家之言，洋洋數萬言，窮其醫理之源，探索深藏寓意，闡述得十分透徹。眾人這才知曉顏大夫是真正的名家高手，連忙向他施禮道歉，並請他再為患者擬方。

顏大夫笑道："你們到底是請我來治病？還是想考察我呢？請人擬方為甚麼要給十多張紙呢？而且，看你們怠慢輕蔑我的臉色和言辭，怎麼會相信我的醫術而按方服藥呢？所以我不想診治了，告辭了！”一聽此言，病家老少急忙圍着顏大夫跪拜，再三哀請，顏大夫這才開始擬方。數日後，魏某疾病痊癒，賜顏大夫重金，並派人送他回家。

經典原文

醫者顏某，邃於岐黃，然僻處鄉俗不以醫炫。會揚州富人魏某病篤，縱橫數百里，凡醫之稍負時望者，悉延診，終不效。或薦顏往，則素履布衣，狀貌古拙，眾皆輕之，而顏亦傲氣凌人。俄，侍者導顏詣病榻就診。診已，僕予以紙，請擬方。紙為八行書，乃多至數十頁。顏知其侮己，乃伸紙作脈案，陳其病之所由起。某日傳某經，作何狀。書時，群醫中有窺者，見所述皆不爽，固已咋舌。不半日，紙已盡，乃擲筆起，告去。眾挽留。讀脈案，皆吻合病狀，而文復古奧。上溯《素問》，下迄名家，洋洋數萬言，窮源索隱，無蘊不發。知為名手，遂請其擬方。顏笑曰：“請我來治病耶？抑試我耶？夫擬方而予紙至數十頁，此何為者？且慢侮見諸辭色，尚信其術而服藥乎？予不敏，行矣。”病家老少環跪，哀請至再三，乃擬方。數日遂痊，賜三千金，送之歸。

——清・易宗夔《新世説・卷六・巧藝》

中醫心法

這是一例關於醫患診治關係的故事，具有十分重要的現實意義。尤其在臨床心理治療中，患者及其家屬對於醫生和藥物的信任度、依從性與其療效的關係十分密切。從《素問》中的多篇文論來看，當時不信醫，或者依從性不好的現象較為普遍，書中引用上古名醫岐伯的話說："病為本，工為標，標本不得，邪氣不服，此之謂也。"可見，許多看上去總是不能被治好的病邪或治不好的病人，其實不是醫生診治錯了，而是因為病人不相信醫生，與醫生不能很好地合作。而病人才是康復的根本或內因，醫生只不過是健康的促進者和外因。

在臨床心理的治療領域中，焦慮、抑鬱、失眠等許多情緒心理問題或心身問題並不難診治，但療效未必理想。其基本原因就在於深藏在當事人內心的阻抗。為甚麼心理諮詢和心理治療一定需要當事人自己主動上門求診呢？因為只有這樣至少才能表明當事人相信心理學和信任心理醫生，而患者這種對心理學和醫生的相信是依從行為的基礎。從根本上說，心理諮詢和心理治療都是助人自助，一切心理諮詢和心理治療效果的取得都是建立在當事人自己救贖自己的行為實踐之上。如果當事人只是表面應允，而不是內心真正認同，那麼，任何心理諮詢和心理治療都不會取得實際效果。推而廣之，許多疾病的治療都具有類似的規律。

臨床經驗顯示，充分信任醫學，醫患關係良好，依從性良好或與醫生配合良好的患者，容易獲得較好的療效。相反，那些迷信的人，固執己見的人，不相信藥物和治療技術的人是不好醫治的。所以，《素問•五臟別論篇》中明確指出："凡治病必察其下，適其脈，觀其志意，與其病也。……病不許治者，病必不治，治之無功矣。"診治疾病必須注意觀察當事人的個性和情志狀態，只有像本案例中的顏大夫一樣，先行去除患者對治療的阻抗，充分調動其迫切想進行治療的動機，並表示願意認真配合或參與治療過程，才是有效治療的良好開端。

知識拓展

關於阻抗

阻抗是當事人對於心理諮詢過程中的自我暴露與自我變化的抵抗、迴避和否認。阻抗可能意味着當事人的自我防禦、保護自尊、不願改變現狀。這一個概念最早由弗洛伊德提出，他認為阻抗是患者在自由聯想過程中對那些使人產生焦慮的記憶與認知的壓抑。阻抗的意義在於個體的自由防禦。羅傑斯則認為阻抗是個體對於自我暴露及其情緒體驗的抵制，其目的在於不使個體的自我認識與自尊受到威脅。行為主義認為，阻抗是個體對於其行為矯正的不服從。根據精神分析學説，患病也可能帶來某些利益，例如逃避責任和競爭，因此，阻抗也可能見於心身性疾病或一般軀體疾病的診治過程。

51. 狀元郎大喜患心疾

心故事

某書生十年寒窗苦讀，進京趕考，高中狀元，被授予翰林院修撰之職。新科狀元，風光無限，興奮難抑，依慣例請假回家探親。不料走到淮上時，狀元就病倒了，隨從請了當地一位名醫來為狀元診治。大夫給狀元把完脈後，搖搖頭對他說："您這病我已無能為力了，七日之內必死無疑。你還是趕緊給家裏傳個口信或者加快趕路，也許還來得及回到家裏。"狀元一聽，非常恐慌沮喪。日夜兼程趕回家鄉。可是，七天後，狀元不僅沒死，病反而好了。狀元正納悶之時，僕人進來對他說："大夫有一封信，叮囑我到家以後當面呈給您。"狀元接過信，打開一看，只見信中寫道："您中了狀元，過於高興，以至於傷到了心脈，並非用藥物能夠治癒。因此我斗膽用死亡恐嚇的方法來治療您的病。現在您的病已經沒有甚麼大礙了。"狀元看過信後，對這位名醫佩服不已。

經典原文

某殿撰新以狀元及第，告假而歸，至淮上而有疾，求某名醫。醫曰："疾不可為也，七日必死，可速回。或疾行猶可抵里。"殿撰嗒然氣沮，兼程而歸，越七日無恙。其僕進曰："醫有一柬，囑歸面呈之。"殿撰折視，中言："公自及第後，大喜傷心，非藥力所能癒，故僕以死恐之，所以治病也，今無妨矣。"殿撰大佩服。

——清・徐靈胎《醫史特輯》

中醫心法

本案中的狀元，十年苦讀，一朝得中，整個家族的命運因此而改變，其興奮之情是可想而知的。從應激學說來看，喜出望外的好事和不良刺激的危機事件都是一種應激刺激，都可能引發當事人的精神失常。本案中雖沒有具體說明患者得病的症狀，但從事情的經過和名醫信中所說的"大喜傷心"可以推斷，患者是因為科舉高中大喜過度，導致氣血紊亂所致的情志疾病。《素問・陰陽應象大論篇》中有"喜傷心"之說，認為大喜刺激一方面可引起精神失常，如情緒不能自制，睡眠不寧，甚至精神恍惚，注意力不集中，神疲無力，語言錯亂，或失神發狂；另一方面也可致心虛，證見心血不足之驚悸，心氣虧損之胸悶、氣短、頭暈乏力。

中醫認為，喜、怒、憂、思、悲、恐、驚七種情志本是人對客觀事物和現象所作出的正常反應，如《素問・氣交變大論篇》云："有喜有怒，有憂有喪，有澤有燥，此象之常也"。七情一般不會使人發病，只有當突然、強烈或長久的情志刺激，超過了個體所能承受的程度，才會導致人的臟腑氣血失調。案例中的名醫正是綜合考慮了當事人高中狀元的背景和辨證情況，所以才採用了"恐勝喜"的情志相勝療法，用死亡的恐嚇來制約當事人的過喜情緒，其刺激是相當強烈的。

在今天看來，本案例中大夫的這種做法可能值得商榷，但在古代重己貴生的中醫眼中，"向死而生"是警告患者的一種治療策略。中醫常用喚起患者的死亡意識來提醒那些忘乎所以的人，要珍視生命，超脫功名利祿對健康的損害。在人本主義心理學看來，人是唯一能夠自覺意識到不能免於死亡的特殊存在物，死亡的觀念和對待死亡的態度是人的自我意識最深層的情結，是人之為人的一個特性。

從醫學的角度來看，死亡的觀念和態度不僅是醫學道德、價值觀念、倫理準則形成的一個重要前提和基礎，而且影響着人們對養生和保健的動機和態度，影響着醫學理論和技術的取向，左右着病人的求醫行為和醫生的醫療行為。《靈樞 • 師傳》中云："人之情，莫不惡死而樂生。" 本案例中的大夫正是利用了人的這種本性，制約了為功名利祿而產生的過喜，使病人的情緒恢復了中和。

知識拓展

名醫介紹

徐靈胎（1693 – 1771 年），原名大椿，曾名大業，晚號洄溪老人，江蘇吳江人，清代著名醫學家。徐氏幼承家學，博聞強記，七歲時入私塾，頗有奇志。年十四學習時文，在學習的過程中產生薄時文的思想，而捨終身以窮經學為志，尤以易學為最。年二十從學於周易庭先生，精研《論語》、《大學》、《中庸》、《孟子》，功益進。年三十因家人連遭病卒，遂以醫為業，矢志濟民。先以家藏醫書朝夕披覽，久而通其大義，繼之究源達流，並通過臨症，辨證施治，終成一代名醫。著有《難經經釋》、《神農本草經百種錄》、《醫學源流論》、《傷寒類方》、《蘭台軌範》、《醫貫貶》、《慎疾芻言》等醫書七種，另有醫學評註兩種和《洄溪醫案》一種，以及未刊稿《管見集》四冊。

52. 葉天士巧醫貧病

心故事

清代早期，蘇州有位葉天士醫生，精通醫理、醫術高明，前來求治者絡繹不絕。有一天，葉大夫坐轎出診，有一鄉下人在路邊攔住他求診。葉大夫以為他有疑難之病，馬上停轎為其診治，卻發現他很健康，便問他："你脈象均勻調和，哪有甚麼病呢？"那人道："您是名醫，奇難險症，無不洞悉。小人所患疾病，為貧窮之病，別人不識治，您能治嗎？"葉氏笑道："哦，這確實是疾病，但也容易治。你今晚來取方吧，一副藥就可以治癒。"

到了傍晚，鄉人來到葉大夫家，索要醫治貧窮之良藥。葉氏叫他將城裏人吃後到處亂吐的橄欖核拾起來，並將其種下，等到橄欖苗壯實後便來告訴自己，那時將獲得厚利。鄉人如葉氏所教那般做了。過不了多久，橄欖苗茂盛起來，他便來告訴葉大夫。葉氏跟他說："明天如有人向你求購橄欖苗，你一定要出高價，千記不要賤賣了。"鄉人半信半疑地走了。此後，葉氏開方用藥引時皆用橄欖苗。於是，病人爭相前往搶購。數天後，橄欖苗漸漸少了，但求購者越來越多，價錢隨之愈高，鄉人因此獲利豐厚。等到橄欖苗賣完了，葉大夫業就不再用它做藥引了。

事後，那鄉人帶着禮物來葉宅表示謝意。葉氏笑着問他："你的病痊癒了吧？"鄉人答道："全依仗您之力，我的病已經全好了。”葉氏笑着送別了他。這件事至今一直被吳人傳為美談。

經典原文

吳門葉天士精醫理，求治者踵相接。一日乘肩輿出，有鄉人迎道左，乞視疾。葉停輿診之，曰：“大脈均調，奚病耶？”人曰：“公名醫，奇痾險症，無不洞悉。小人所患者，貧病，人不識，公能療之乎？”葉笑曰：“是疾也。亦頗易治，子於晚間來取方，一服即癒矣。”至暮，鄉人敲其門，乞醫貧良藥。葉令拾城中橄欖核種之，俟苗壯來告，當獲厚利。鄉人如其教。未幾，苗芃芃然，走告葉。葉曰：“即日有求苗者，高其值，勿賤售也。”葉自是藥引皆用橄欖苗，病者爭往購。數日苗漸稀，求者益眾，值益昂，鄉人獲錢無算。苗盡而藥引亦除矣。既而鄉人具禮來謝。葉曰：“病癒乎？”鄉人曰：“賴公力，已全瘳矣。”葉笑而遣之。至今吳人傳為美談。

——清・採蘅子《蟲鳴漫錄》

中醫心法

存在決定意識，既是哲學原理，也是社會心理學的原理。人的心理問題大多與生活境遇或生活事件有關，其中經濟狀況是最為根本的原因。人本主義心理學家馬斯洛認為，滿足人的生理需求是人心理發生發展的最底層的原始動力，是維護心理健康的起碼基礎。在本案例中，這個自稱患“貧窮之病”的鄉人，倒是蠻有自知者明的，他因貧困而主動去找名醫診治，就是一個非凡的行動。即使在今天，有許多人對心理諮詢還心存誤解，以為只有精神病才去看心理醫生。其實，任何因生活境遇或生活事件而出現心理困擾的人都是心理諮詢最合適的對象。

貧窮不僅是一個經濟問題，也是一個涉及到制度、公平性、個人能力等多方面的社會問題。在本案例中，那個患貧病的鄉人看來並不愚蠢，也不算太懶惰，只是缺乏賺錢謀生的職業技能。換而言之，在葉天士看來，這個鄉人還是一個可教之人。於是，葉氏利用自己的的威信，巧妙地設計了一個讓鄉人先拾撿橄欖核種之，自己再用橄欖苗作藥引的方法幫助他賺錢。既解決了求助者的實際問題，又鼓勵他勤勞致富，助人自助，的確比那些僅僅贈藥送銀的辦法高明許多。事實上，從個人的角度來看，貧困不僅僅是經濟基礎問題，還有思路、能力等心理問題。因此，扶貧不能只是送錢送溫暖，而更應心理扶貧，送技術，扶助提升謀生的能力。而且，葉氏並沒有讓這個鄉人無止境地依賴自己，而是“苗盡而藥引亦除矣”，做到適可而止。這正符合心理諮詢中助人自助，扶人自立的目的。通過必要的幫助和支持，使醫患之間建立信任關係，但不要讓其對自己產生依賴，這是醫生助人的中庸之道。

知識拓展

名醫介紹

葉天士（1667 – 1746 年），名桂，號香岩，別號南陽先生，晚年又號上律老人，江蘇吳縣人，為清代溫病學派的主要代表人物之一。葉天士出生於醫學世家，祖父葉時、父葉朝采都精通醫術，尤以兒科聞名。葉天士 12 歲開始從父學醫，虛心好學，廣採眾長，醫術突飛猛進。

葉氏一生沒有親筆著述，現傳有《臨證指南醫案》十卷，後附《幼科心法》及《溫熱論治》各一卷；《葉天士醫案存真》三卷，都是他的門人和後代整理記錄的。其中《溫熱論治》是葉氏口傳心授經驗心得，為臨床經驗的結晶，是溫病學說一部非常重要的文獻。

他創立的"溫病衛氣營血辨證論治綱領"，為溫病學說理論體系的形成奠定了堅實的基礎。他對雜病提出的許多新見和治法方藥，至今在臨床上仍有重要的指導意義和實用價值。葉氏學說在二百多年的不斷發展中，形成一個重要而有特色的醫學流派——"葉派"。

53. 葉天士手擦足心治目疾

心故事

有一富家公子二十來歲，因父親是某省總督，官位顯赫，家境殷實，素來豐衣足食，天天大魚大肉、美酒佳餚。這年秋天，公子鄉試中舉，前來祝賀的人絡繹不絕，可是此時公子卻忽患眼疾，兩眼又紅又腫，疼痛難忍。急忙請名醫葉天士前來診治，葉大夫診問後說：“這眼睛的病倒是不必擔憂，它自會痊癒。不過眼睛痊癒後七日之內，腳底必定要發癰毒，毒一旦發作就難醫治啊。”葉天士在當時享有盛名，傳說他能洞察患者之生死。公子聽聞此言，不禁悲懼相加，急忙向葉求救。葉大夫說：“這個時候並不急着用藥，當先擬一個方子給你散發毒氣，如果七日內不發病，才能進一步診治。”公子急求此方，葉大夫說：“你要息心靜坐，用左手擦右腳底三十六遍，再用右手擦左腳底三十六遍，每天如此七次，等七日後我再來診治吧。”於是，公子按照此法做了七天，又來請葉天士看病。他對葉大夫說：“我的眼疾如先生所說，已經痊癒了，但不知能不能讓腳底的癰毒不發作呢？”葉天士笑了，答道：“我之前說生癰發毒是故意騙你的。公子家境富足，諸事順心如意，唯獨怕死，我也只好用死的恐懼來觸動你，這樣你才能去除一切雜念，一門心思就全放在腳上了。以手擦足心，可促使心火下行，眼疾自然痊癒。如果不這樣做的話，你的心情會更加煩躁，眼睛也會更加疼痛，即使每天服用靈丹妙藥，難道會有效嗎？”公子聽後寬慰地笑了，重重酬謝了葉天士。

經典原文

某公子生二十餘年，素席豐厚，父為某省制軍，是秋登賢書，賀者盈門，公子兩目忽紅腫，痛不可忍。延天士診之，天士曰：“目疾不足慮，當自癒。癒後七日內，足心必生癰毒，一發則不可治。”天士平日決死生當燭照，不差累黍，公子聞是言，不覺悲俱求救。天士曰：“此時不暇服藥，當先擬方散毒，如七日內不發，方可再議。”急求其方，曰：“息心靜坐，當左手擦右足心三十六遍，以右手擦左足心三十六遍，每日如此七次，俟七日後再來診治。”如法至七日，延天士視之，曰：“目疾如先生言已癒矣，未審癰毒能不發否。”天士笑曰：“前言發毒者妄也。公子為富貴中人，事事如意，所懼者死耳，惟以死動之，則他念俱絕，一心注足，手擦足則心火下行，目疾自癒。不然，心益躁，目益痛，雖日服靈丹，庸有效乎？”公子笑而厚酬之。

——清・小橫香室主人《清朝野史大觀・清代述異》

中醫心法

中醫治病有許多獨特的思路，在本案例中，患者患眼疾，醫生卻要他一連七天用手去按摩腳底。這是因為中醫認為，“病在上者下取之，病在下者高取之”；“病在上者陽也，病在下者陰也。”中醫還認為，腳底有許多經絡的穴位，如“湧泉穴”，按摩可以醒腦安神。葉天士要求患者按摩足心，當屬自我按摩治療。

中醫看眼疾，並不局限於眼睛局部，而是想到眼疾與臟腑生理的關係。《靈樞・大惑論》中説：“五臟六腑之精氣，皆上注於目而為之精。”《靈樞・脈度》中又説：“肝氣通於目。”足底因有心、肝、腎、脾、肺等臟腑對應之穴位，按摩足底可以促進各臟腑氣血的運行，進而疏通眼睛和頭面部氣血通暢，間接促進眼疾炎症和水腫的消退。

為何葉天士不直接將“上病下取”的醫理直接告知患者，囑咐患者如此按摩呢？這是因為一般來説，富貴子弟嬌生慣養，驕恣從慾，對於如此小病小痛豈會真的重視；而且一代儒醫葉天士也不只是一個懂治病的“下醫”，而是一個深諳醫人病的中醫。他不僅要治好這位公子的眼疾，還要治其神，使其息心靜養，不為名利所累。那麼怎樣才能喚起當事人積極參與治療的自覺性呢？《靈樞・師傳》總結説：“人之情，莫不惡死而樂生，告之以其敗，語之以其善，導之以其所便，開之以其所苦，雖有無道之人，惡有不聽者乎？”這就是説，為那些驕橫妄為、輕視醫生的貴人治療，必先喚起其怕死求生的慾望。因此，葉天士開頭講了一番善意的謊言，聲稱“足心必生癰毒，一發則不可治”，果然觸動了個性嬌妄的公子之心。這樣，公子便具有自覺進行自我按摩治療的動力了。葉天士深諳中醫“病人為本，醫生為標”的治療思想，他知道只有讓當事人自己進行按摩，而不是由別人代替，才能幫助當事人從功名利祿的過喜中擺脱出來。要求當事人息心靜坐，每天自我按摩，目的就是讓當事人通過自我治療的過程了解自己的病因，頓悟人患病之機理。可以想像，通過葉天士的這番治療，這位家境優越、年少得志的公子不僅治好了眼疾，而且提高了人生的境界。

知識拓展

眼疾調理方法

引起眼睛紅腫的原因有很多，需要辨證施治。例如心、腎功能不全，內分泌失調、皮膚過敏、眼部炎症等疾病因素都可能引起眼瞼紅腫火水腫，必須對症治療。對於中醫虛症一類的眼疾，可以採取食療輔助治療：

（1）桑椹果粥。可用新鮮桑椹、糯米、冰糖煲粥，此方具有補肝滋腎，益血明目之功效，適用於肝腎陰虛所致的視力減退、耳鳴等。

（2）豬肝雞蛋粥。用豬肝、雞蛋、粳米、鹽、薑煲粥，此方具有補肝明目之功效，適用於夜盲症、視物不清。

54. 葉天士擊鼓醒脾療睡病

心故事

曾經有位讀書人，患了怪病，日夜沉睡不醒，即使偶爾醒過來，雙眼也一副疲憊睜不開的樣子。家人找葉天士來診治，葉大夫看過後並沒有開一方一藥，而是吩咐患者家人買來一面小鼓，在病人的床頭頻頻敲擊。病人聽到鼓聲後，慢慢地張開眼睛張望，並漸漸地清醒過來，且不再感到疲憊嗜睡。人們詢問其中緣故。葉天士解釋道："此人脾藏因病受困，脾困則使人覺得疲倦嗜睡，而小鼓的聲音最能使脾的功能振奮起來。"

經典原文

一士日夜沉睡不醒，既偶醒，亦兩目倦開。天士診之，令市一小鼓，於床頭擊之。病者聞鼓聲後，徐張目視，漸醒不復倦臥。人問故。天士曰："是人脾困，脾困故倦。小鼓聲最能解醒脾也。"

——清・青城子《誌異續編》

中醫臟腑學說認為，脾主運化，脾生肉，在音為宮，在聲為歌，在志為思，思傷脾。本案中，葉天士根據當事人為一讀書人，終日苦讀，心身疲憊、嗜睡的症狀，辨證為思傷脾所致，又根據“在音為宮”的五音對應規律，設計了一個用小鼓聲來振奮其精神的獨特治療方案。宮音為土音，大而和也。用小鼓敲擊發出的聲音最為接近宮音，是最有利於治療脾病的音樂了。從現代生理學的角度來看，人的睡眠與覺醒是一種與太陽晝夜週期變化相一致的生物節律。本案例中的書生因為熬夜而使這種睡眠節律失調，出現嗜睡的症狀，或者說腦電波的節律出現了失調。用鼓聲的節奏來刺激患者，可以促進病人失調的腦電節律恢復正常，在這種情況下，音樂治療妙於藥石之功。

在傳統中醫裏，音樂早就被視為一種治病的方法，而且在五臟與五音之間建立了一種對應的關係，即肝在音為角、心在音為徵、脾在音為宮、肺在音為商、腎在音為羽，認為五音對五臟氣機的升降和神志的中和具有調節作用。歷代許多哲學家、文人和養生學家，如孔子、莊子、嵇康等都有撫琴辨律的心得。《呂氏春秋》更是提出了“聲出於和，和出於適”的音樂心理治療的觀點。宋代文學家歐陽修曾記述了音樂療疾的體會：“吾嘗有幽憂之疾，而閒居不能治也。既而學琴於孫友道滋，受宮音數引，久而樂之，不知疾之在體也。”他的朋友楊置因屢試不第憂鬱成疾，每日借酒消愁。歐陽修聞知後，便送給他一張琴，並寫了一篇熱情洋溢的《送楊置序》，以自己的親身經歷告訴他：“欲平其心以養其疾，於琴亦將有得焉。”勸說楊置以撫琴辨樂來寄託情懷，排遣憂愁。

清代著名醫家吳尚先也有類似體會：“七情之病，看花解悶，聽曲消愁，有勝於服藥者也。”音樂具有轉移注意力，淨化靈魂、昇華情感的作用，有着藥物無法替代的神奇功用。

現代關於音樂心理治療的研究表明，音樂的節奏可以通過聽覺傳導系統作用於大腦，引起和改變神經細胞的興奮性，促進下丘腦神經遞質的釋放，繼而促進內分泌系統和植物神經系統活動的調節，恢復機體的穩態。音樂對於調整情緒、改善睡眠、延緩大腦早衰、保持機體活力具有很好的效果。實踐證明，在音樂活動中，能使人得到美的享受，變得曠達、樂觀、灑脱，進入“人造虛無外，曲罷對春風”的和煦境界。

知識拓展

音樂心理學

音樂心理學是以心理學的理論和實驗方法研究音樂與人的各種心理現象的相互關係和規律，研究和解釋個體音樂經驗和音樂行為的新興邊緣學科，它涉及生理學、聲學、人類學、美學、社會學等有關理論。

音樂心理學的主要研究內容有：音樂對心理的刺激及其效果；音樂感、音樂記憶、音樂與感情的關係；音樂才能的定義及分類；音樂才能的測定；音樂創造及表演的心理過程；音樂天資的遺傳；音樂對社會心理的影響；音樂對疾病的作用等等。還可以細分出音樂社會心理學、音樂教育心理學、音樂治療學等分支學科。

中醫的音樂治療

中醫的音樂治療與西方的音樂處方療法不同，多使用五行的相生相剋原則，以達到陰陽的調和。音樂治療當屬一種“和”法。和法肇端於《內經》:“謹察陰陽所在而調之，以平為期”，“必先五臟，疏其血氣，令其調達，而致和平。”張景岳云:“和方之制，和其不和也。”姚崇《彈琴誡並序》說:“琴者樂之和也，君子撫之以和人心。”音樂是一種和合之氣，它能和合人體之陰陽，起到“陰平陽秘，精神乃治”的作用。天地陰陽之和與人體陰陽之和是同構相應的，人身小天地，人體的內在和諧可以受到外在的和諧的影響。音樂治療的要訣即在於和臟腑、和志意、和欲求、和認知、和行為、和環境。

55. 李建昂以怒解鬱

心故事

清代時，四川南部縣青龍橋有位書生，患有一種怪病，喜歡獨居暗室，尤其不能靠近燈火，偶爾外出遇光，則病情加重。遍請醫家，都說不能治。後來，家人請來四川名醫李建昂予以診治。

李大夫了解病情後，並不處方用藥，而是點起一盞燈，拿過書生平時所作的文章，故意胡亂斷句地大聲朗讀。王書生聽到有人亂讀他寫的文章，好不氣惱，責問這是誰的聲音，李大夫一聽，則聲調更高。這可把書生氣極了，這簡直是對自己人格的侮辱、學問的褻瀆！他忍無可忍，突然從暗處衝出來，劈手奪過李大夫手中的文章，怒氣沖沖地說："看來你並不是一個有學問的人，不懂斷句，還敢在這裏賣弄，真是太狂妄了！"說完便就在近燈下而坐，認真讀起自己的文章，忘記了自己畏光的毛病，自此病情漸癒。

後來，李建昂解釋說："這個書生患的是鬱證，讓他發怒則抑鬱可解，所以才會想到這個方法激怒他。"

經典原文

青龍橋王某，患病喜獨居暗室，不近燈火，偶出則病愈甚，遍延名醫皆不能治，乃延建昂診。診畢，並不處方，索取王所著文章，亂其句讀，朗聲而誦。王叱問為誰聲，李則聲益高。王忿然奪其文曰："客非此道中人，不解句讀，何其狂妄。"因就燈而坐，頓忘畏明之習。後李釋曰："此病鬱也，得怒則鬱解，故有此為。"

——清・王瑞慶《南部縣誌・人物誌・李建昂醫事》

中醫心法

從症狀來看，本案中的書生具有害怕燈光、恐懼日光，以及內向、孤獨，迴避行為的特徵，相當於現代臨床心理學所說的特殊恐懼症，即畏光症。所謂恐懼症，是以恐懼症狀為主要臨床表現的一種神經症。患者對某些特定的對象產生強烈和不必要的恐懼，伴有迴避行為。患者明知其反應不合理，卻難以控制而反覆出現，因此心中十分焦慮、矛盾。根據恐懼對象的不同，可以將恐懼症分為：廣場恐懼症、社交恐懼症和特殊（或單純）恐懼症三大類。尤其在特殊恐懼症這一類中，可以因恐懼的具體對象不同，而表現為千奇百怪的恐懼症。可以說，世界上有多少物品就可能有多少種恐懼症。本病的病因未明，可能與遺傳、性格、精神、性壓抑等因素有關。

在本案例中，書生懼怕燈光和日光，很可能與其讀書之苦和功名未成有關。精神分析學說認為，一個人因為患病而可能獲得某種益處，儘管這不是他故意的，而是無意識進行的。患病至少可以使自己不再需要燈下苦讀，可以體面地拒絕讀書。因畏光而抑鬱，獨居不想見人，這是繼發症狀。久而久之，畏光和抑鬱則可互為因果，加重病情，最後使當事人的社會功能嚴重下降。李建昂大夫採用了“怒勝思”的情志療法。針對書生自尊心強、愛面子，尤其珍視自己的文章，不能忍受別人曲解其文的心態，亂其句讀，激怒書生，而適當的怒則有促使陽氣生發，血行加速，解鬱散結、暢情達志之效。

本案的治療方法也具有心理轉移療法的一些特徵。所謂心理轉移法是指通過改變病人心理活動的指向性，使其注意焦點從患病之所轉移到其他地方的心理療法。心理轉移法類似於現代行為治療的反應預防法，兩者原理相同，都是通過改變患者心理活動的指向性，從而轉移注意的焦點。本案中，醫生“診畢，並不處方”的舉動非常重要，醫生看病卻不和你談病，病人不容易產生阻抗，而阻抗是影響心理治療效果最麻煩的東西，因為阻抗病人常不願意接受心理醫生的任何建議。李建昂大夫的高明之處就在於他採取了“圍魏救趙”的治療策略，將當事人的注意力轉移至如何朗讀文章之上，使其在激怒的狀況下忘記了畏光的習慣。在心理學中，“習慣”是指任何由學習而來的行為反應。患者一旦習得某種病患的行為方式也可稱之為習慣。

知識拓展

1. 治療本病的經典方藥

可用逍遙散加減：柴胡 12 克，白芍 12 克，當歸 12 克，茯苓 12 克，白朮 12 克，炙甘草 6 克。柴胡疏肝解鬱，當歸、白芍養血柔肝，三藥配合，補肝體而助肝用，共為方中主藥；

白朮、茯苓健脾和中，為方中輔藥；佐薄荷、生薑助本方疏散條達之力；炙甘草調和諸藥為方中使藥。

亦可用歸脾湯加減：黨參、白朮、甘草、黃芪、當歸、龍眼肉，益氣健脾，補氣生血；棗仁、遠志、茯苓養心安神；木香理氣醒脾，使眾藥補而不滯。若心胸鬱悶，神智不舒，加鬱金、佛手片理氣開鬱；頭痛加川芎、白芷活血祛風止痛。

2. 反應預防法

反應預防法，也稱"暴露結合應答預防法"，主要用於治療強迫症和恐懼症。在治療中，將患者反覆且長時間暴露於恐懼的想法或某種特定的情境中，通過在這種刺激條件下的訓練和親身經歷，使病人體驗到並相信他們所恐懼的東西並不是他們所想像的那樣可怕，後果也並不是他們所想像的那麼嚴重。以此來矯正病人一直持有的負性評價，打破原來習慣化的強迫行為，解除在信念和行為反應之間的錯誤連接，促進病人對先前的威脅性刺激形成習慣化，最終建立正常的行為反應模式。

56. 官員之子以事實釋心病

心故事

有一位官員，平時講話一貫謹慎。有一天，他設宴招待僚屬，菜餚中有一個很大的蘿蔔，引來客人的一片讚歎之聲。這位官員一時高興，隨意附和道：“這不算甚麼，還有像小孩那麼大的蘿蔔呢！”聞聽此言，客人們都笑着搖頭，誰也不相信真有那麼大的蘿蔔。官員頓時感到顏面盡失，非常後悔自己的出言不慎。宴會結束後，他懊悔地說：“人家都沒見過那麼大的蘿蔔，而我說有，他們肯定以為我在吹牛而取笑我。”因為這件事，官員一直悶悶不樂，最終病倒了，吃了許多藥都不見效。

這位官員有一個知書達理的兒子，他尋思自己的父親從不輕言，這次因為出言不慎，丟了面子，羞愧而患病，因此，必須找到一個如他所言的大蘿蔔，才可以使父親釋懷。他派人回鄉下老家，真的尋來一個像小孩那般大小的蘿蔔。於是，他再次設宴，還是邀請上次那些客人來參加。開始，他的父親不太願意出席宴會，在兒子的反覆勸說下，才勉強出來會見客人。酒至數巡，傭人用一輛小車把那個大蘿蔔推到賓客們面前，客人們都很驚訝，沒想到還真有像小孩那麼大的蘿蔔！其父見此情景非常高興，當晚病就好了。

經典原文

一宦素謹言，二日會堂屬，官筵中，有蘿蔔頗大，客羨之。主曰：“尚有大如人者。”客皆笑以為無。主則悔恨自咎曰：“人不見如此大者，而吾以是語之，宜以吾言為妄且笑也。”因而致病，藥不應。其子讀書達事，思其父素不輕言，因愧赧成病，必須實所言，庶可解釋。遂遣人至家取蘿蔔如人大者至官所，復會堂屬，強父扶病而陪，陪至數巡，以車載蘿蔔至席前，客皆驚訝，其父大喜，厥旦疾瘉。

——清・魏之琇《續名醫類案・鬱證》

中醫心法

本案中的官員因輕言蘿蔔如小孩般大而遭人取笑，自尊心受到打擊，出現情緒低落、自責內疚的“鬱證”，大抵上相當於現代精神障礙分類體系中的“抑鬱狀態”。本病的發生常以一定的性格特徵為基礎，如內向、膽小、易焦慮緊張、思慮問題較細、多思、辦事認真謹慎、自尊心強等。此病進一步發展可能會導致抑鬱症。

其子熟知父親的個性，對於他來説，遭受客人的取笑和不信任是一種非常嚴重的挫敗。因此，幫助父親挽回面子，在客人面前證實父親所言屬實，才是治療父親心病的關鍵。這種治療方法中醫稱之為“喜勝憂”的情志療法。中醫認為，心之志為喜，屬火；肺之志為悲，屬金，火剋金，喜勝悲。因此用大喜可以制勝思慮、悲哀等不良情緒。官員兒子並非專業醫生，也沒有採取對父親進行勸服的説理方法，而是採取了一種現實治療的方法，真的找到一個如小孩般大小的蘿蔔來證實父親並非虛言，讓眾人眼見為實，為父親挽回了面子，維護了自尊，官員的心病當然就立刻消除了。

官員兒子所使用的治心病方法，相當於現代心理治療學中的合理情緒療法。合理情緒療法，由美國心理學家阿爾伯特・艾利斯所創立。其基本理論也稱之為 ABC 理論，A 是指誘發性事件；B 是指個體在遇到誘發事件之後所產生的信念，即個體對這一事件的看法、解釋和評價；C 是指在 B 的影響下，個體所表現的情緒及行為結果。在本案中，A 是眾客人因對官員所説的話不相信而發生的嘲笑。B 是官員對這件事的如下認識："我平時講話很謹慎，因此不應給別人留下我講大話的不好印象，這樣太丟面子了。" C 是官員的抑鬱情緒和因此患病的結果。ABC 理論認為，誘發性事件（A）只是引起情緒及行為反應的間接原因，而個體對誘發性事件所持的信念和看法（B）才是引起人的情緒及行為反應的內在原因。因此，只有當 B 發生改變時，C 才會隨之發生變化。

知識拓展

中醫治療鬱證

以宣通鬱結為大法，但應辨別受病的臟腑及氣、血、火、濕、食、痰鬱的不同，並注意六鬱相兼的情況，辨證用藥。常見證型有：

（1）肝氣鬱結。證見情懷抑鬱，胸悶噯氣，脅肋脹痛，痛無定處，舌苔薄膩，脈弦。治宜疏肝解鬱、理氣暢中，常用柴胡疏肝散加減。

（2）氣鬱化火。證見急躁易怒，胸脅脹痛，口乾而苦，溲黃便乾，嘈雜吞酸，舌質紅，苔黃，脈弦數。治宜理氣解鬱、清肝瀉火，常用丹梔逍遙散為主方。

（3）血行鬱滯。證見頭痛，失眠，胸脅疼痛，狀如針刺，舌質紫黯，或有瘀點，脈弦澀。治宜活血化瘀、理氣解鬱，常用血府逐瘀湯。

（4）氣痰互阻。證見胸部悶塞，有痰不爽，咽中如有異物，吐之不出，嚥之不下，舌苔薄膩，脈弦滑。治宜疏肝解鬱、理氣化痰，常用半夏厚朴湯。

（5）鬱損心脾。鬱證日久，傷及心脾，證見頭暈神疲，心悸失眠，納穀不香，面色不華，舌質淡，苔薄白，脈細。治當心脾兩調，常用歸脾湯為主方。

（6）臟躁證。證見憂鬱過度，心肝血虛，以致精神恍惚，多疑善驚，哭笑無常。當以甘緩潤燥為治，用甘麥大棗湯加味。

57. 邱汝誠羞辱療法治奇疾

心故事

一女子雙臂高舉且不能放下來，為此痛苦不已。請名醫邱汝誠診治。邱大夫設計了一個獨特的治療方法，他讓患者的母親將女兒帶進屋內，脱掉她的上衣，只以單裙遮體。然後説："等會兒待我揭開簾子要進去時，你就把她的裙子脱掉。"母親點頭稱是。稍後，邱公故意大聲説話，邊説邊要進屋，其母則欲遵醫囑脱去女兒的裙子。該女子又羞又急，連忙用手護住自己下身的裙子。這樣，她的手臂也就不知不覺地恢復正常了。

經典原文

邱汝誠治一女子，欠伸臂不下。邱命其母裸女上身，以單裙着之。曰："俟吾揭簾即去下裳。"母如命，邱揚聲而入，女羞縮臂，即復故。

——清・魏之琇《續名醫類案・奇疾》

在本案例中，該女子“欠伸臂不下”，且未見器質性病變，暗示治療效果迅速，當可推定為癔症性軀體障礙中的肢體癱瘓。一般認為，癔症多見於青年女性，起病急驟，病程可呈發作性和持續性兩種。精神緊張、恐懼是誘發癔症的重要病因，童年期的創傷性經歷、易接受暗示和自我催眠等個人心理素質與發病亦有明顯的相關性。

關於癔症的發病機理有兩種解釋：一種是以巴甫洛夫為代表的高級神經活動學說，認為外界刺激因素作用於神經類型弱型的人，引發大腦皮層和皮層下部之間、第一信號系統和第二系統之間功能的分離或不協調，致使第一信息系統和皮層下部功能相對佔優勢，而使皮層功能受到超限抑制，表現出情感爆發、本能活動和植物神經症狀，暗示性增高。另一種解釋是以弗洛伊德為代表的精神分析學說，認為癔症的軀體化症狀是內心潛意識衝突的象徵性表達，軀體化症狀是患者未察覺到的動機促成的，是患者遭受挫折的一種反應，患者的病人身份可能給其帶來原發性或繼發性獲益。

如何治療癔症，學派不同，方法各異。暗示、催眠等心理治療方法是癔症治療的主要手段。在本案例中，邱汝城大夫使用的卻是利用女子的羞愧之心的條件反射療法。西方心理學認為，情緒在有機體的適應和生存中起着核心的作用，有助於促使機體釋放能量，增加機體反應的活力或驅動機體及時反應。在中國古代，“男尊女卑”、“餓死事小，失節事大”等觀念深入人心，害羞和保護隱私幾乎成為女子的天性和本能的情緒反應。如前所述，癔症時，本能反應和皮層下部分反應增高。邱大夫正是利用了女子的羞愧之本性，使她在突然的應激刺激下，出於本能的保護性反應而使手臂從高舉過頭的狀況放下。即使在現代臨床心理治療中，也常利用患者的羞愧之心或受突然刺激時的本能性反應，來誘發癔症患者做出超常的反應，治療癔症性癱瘓、痙攣發作、肢體震顫等運動性障礙。

知識拓展

羞辱性攻擊訓練

羞辱性攻擊訓練是一種常用的心理行為治療方法。其方法通常是鼓勵當事人在眾人面前暴露自己的不足或缺點，並接受其他人的責問或羞辱，當事人學習使用幽默、自嘲等方法化解和應對這些不良刺激，提高當事人應對挫折和人際交往困難中的心理素質。

58. 法靖巧釋閨閣女奇夢

心故事

徐書記家有一尚未出嫁的女兒，面黃肌瘦，好像得了癆病，多方求醫，未見好轉。家人聽説高僧法靖的醫術高明，便請他來診治。法靖診完脈對徐公説："你的女兒，兩寸脈象微浮而弱，是因憂思過度，氣鬱悶於胸中所致。請你先介紹一下小女發病的過程吧。"徐書記答説："我女兒自從有一次做夢，夢見把蛇吞下腹中，久久不能釋懷，漸成此病了。""哦，原來如此。"法靖對此女之病已成竹在胸，便不緊不慢地説道："有蛇進入腹中，用藥將小蛇瀉下來，病就會痊癒的。我這裏就有'斬蛇丹'，能斬殺腹中小蛇，並且讓牠隨大便排出。"聽了醫生很有把握的一席話，該女子很是高興，按醫囑服下藥物，病情果然就漸癒了。

事後，法靖對女子的家人悄悄解釋説："其實令嬡並沒有被蛇侵入腹中，只是因夢見蛇入腹，過於憂慮成疾罷了。我開的藥方，只是去她的憂思心病而已。"

經典原文

徐書記有室女。病似勞。醫僧法靖診曰："二寸脈微伏，是憂思致病。請示病因。"徐曰："女子夢吞蛇，漸成此病。"靖謂有蛇在腹，用藥專下小蛇，其疾遂癒。靖密言非蛇病也。因夢蛇過憂成疾，當治意而不治病耳。

——清·俞震《古今醫案按·卷五》

中醫心法

本案中的女子因夢見蛇入腹中而患病，與現代精神醫學中的“疑病症”相似。疑病症是一種神經症，常伴有焦慮或抑鬱。根據精神分析學說的理論，包括疑病症在內的神經症的病因在潛意識，而夢的情節與被壓抑在潛意識中的內容具有某種關聯。在本案例中，女子夢見“蛇”這一意象，就是男性生殖器的象徵物。在中國古代，也有着崇拜龍的文化傳統，或者說，龍是中華民族，尤其是男性的一種圖騰。而龍的形象是由多種動物的不同部位結合而成，牠的主體也是蛇身，龍的圖騰象徵着中華民族生生不息的生命力，也隱喻着男性生殖力強大旺盛的意象。

從精神分析的角度來看，本案例中閨閣待嫁的女子可能春心萌動，但又強烈壓抑自己的性慾，於是夢境就成了潛意識表現的窗口了。著名心理學家弗羅姆認為“夢既是我們心靈的最低級和最不理性的表達，也是它的最富有和最有價值的功能表達。”該女子“吞蛇入腹”的夢境可能隱喻着與男子發生性關係，甚至是口交的方式。當然，那女子自然不會解讀夢境的隱意，一覺醒來，只是夢境離奇恐懼，難以釋懷。

中醫釋夢的歷史比西方心理學還早上千年。中醫認為，身體的氣血盛衰變化是夢產生的基礎。在本案例治療中，法靖是精通中醫釋夢理論的大家，對未嫁姑娘的心病早心知肚明，只是心照不宣而已。因為舉凡涉及到性事一類的病症，中國人尤其醜腆忌諱。於是，醫生因勢利導，聲稱要施以專用下小蛇的“斬蛇丹”，暗示世上原來就有這種病，而醫生對治療這種病早已胸有成竹，並已有驗方。因此，這劑中藥只是攜帶着醫生暗示的媒介而已。

知識拓展

治療疑病症的驗方

歸脾湯。方用黨參、白朮、甘草、黃芪、當歸、龍眼肉、益氣健脾，補氣生血；棗仁、遠志、茯苓養心安神；木香理氣醒脾，使眾藥補而不滯。若心胸鬱悶，神志不舒，加鬱金、佛手片理氣開鬱；頭痛，加川芎、白芷活血祛風止痛。

59. 小兒戀物不乳食

心故事

薛東明大夫診治過王書生的孩子，這孩子剛滿一周歲，不知怎麼回事，突然不願吃東西，很快就變得消瘦，診治過的醫生們都認為小孩是患了疳積，但薛東明大夫卻說：“這小孩是患了相思病啊！”眾人聽後都嗤之一笑，如此幼兒怎麼會得相思病呢？薛東明大夫請小孩子的家人將孩子平時最喜愛的玩具悉數取來，擺在孩子面前。小孩見有一小木魚，立即笑逐顏開，不食之病不藥而癒。

經典原文

薛東明治王生子，周歲，忽不乳食，肌肉消盡，醫疑為疳。薛曰：“此相思症也。”眾皆嗤笑之。薛命取平時玩弄之物，悉陳於前。有小木魚兒，一見遂笑，疾遂已。

——清・魏之琇《續名醫類案・相思》

中醫心法

嬰幼兒在很大程度上要依賴於父母等撫養者和哺乳環境的支持，因此，在這一過程中，幼兒除了對撫養者有很強的依戀感之外，還容易對被褥、枕頭、玩具等熟悉的物品和環境形成一定的依戀。臨床諮詢中，常有一些母親反映自己的孩子需要用手捏住某條小手巾，或者是媽媽的某件衣服才能安睡；或者是不准撫養者更換他們睡的被子或枕頭，即使是已經很髒了，也不准拆洗。有些小孩子則對某些玩具愛不釋手，走到哪就帶到哪，總需要摟抱着這些玩具睡覺。諸如此類，均屬於依戀心理問題。一般來説，每一個兒童在成長過程中都曾經歷過類似的依戀心理問題，隨着年齡的增長和安全感的滿足，大多屬於階段性的或一過性的，如果因為親子分離、寄養等原因，幼兒嚴重缺乏安全感，或撫養者對此處理不恰當的話，則有可能發展成戀物癖、強迫症等神經症或人格障礙。

在本案例中，薛東明大夫的高明之處就在於沒有盲目從眾，而是通過辨證，排除了眾醫生認為的疳積。雖然幼兒不能回答他的提問，但他注重從家人那裏了解患兒的生活近況，從而明白了孩子不願乳食的原因。

嬰幼兒雖小，但同樣也有喜、憂等情緒變化，有安全感等心理需求，失去喜愛和依戀之物時可引起不安、不滿、焦慮或抑鬱等心理變化，合理地滿足孩子的心理需求是醫治其心理問題的最現實的措施。中醫認為，順從患者的意念、情緒，滿足患者的心身需求，以釋卻患者心理病因是非常必要的，此即“順情從慾療法”。

衣、食、住、行、求愛、婚姻、求學、就業都是人類最基本的生理心理需要。對於正當而必要的生存慾望不能得到滿足所導致的神情病變，僅靠勸説開導、移情變氣是難以解除患者的疾苦的，而只有“以從其意”和“順情從慾”才是治療之道。如明代醫家張景岳在《類經》中所指出的那樣：“若思鬱不解而致病者，非得情疏願遂，多難取效。”當然，使用此法首先應知曉患者所需之物，洞察患者之意願。對於不能言語的小兒或不願意直白告知的患者，醫生應通過詢問患者生活近況的改變和個人喜好等來了解其真實的需求；對於敏感話題或患者不願啟齒的問題，如性、愛情等，醫生應結合各年齡段的心理發展任務和可能遭遇的挫折進行分析判斷。在心理諮詢中，經常有來訪者對其實質問題進行隱瞞，或可能出於含蓄或羞恥之心，也可能是故意考驗諮詢師的洞察能力，這就要求諮詢師有敏鋭的觀察力和準確的判斷力。

本案例告訴我們，兒童雖小，卻也是一個有感知有情感的人，若強行壓制或悖逆其個性和愛好，則可能會引起神經、消化系統功能紊亂，以至出現嗜睡、拒食等症狀。父母應盡量滿足兒童安全、玩樂、人際交往等基本需要，幫助兒童發展多方面的興趣，將其注意力轉移到其他新鮮的事物之上，提高其對環境變化的適應能力。

知識拓展

關於疳積

疳積是以精神萎靡、面黃肌瘦、毛髮焦枯、肚大筋露、納呆便溏為主要表現的兒科病證，多見於 1－5 歲兒童。疳積多因飲食不節，乳食餵養不當，損傷脾胃，運化失職，營養不足，氣血精微不能濡養臟腑；或因慢性腹瀉、慢性痢疾、腸道寄生蟲等病，經久不癒，損傷脾胃等引起。治療原則上以消積導滯，調理脾胃，或溫中健脾，補益氣血為主，目前臨床多用針挑四縫穴進行治療。飲食調理可適當配合藥粥食療，如白蘿蔔粥、山藥粥等，有助於減輕症狀和促進康復。

後記

邱鴻鐘

中醫藥學是一門包含內、外、兒、婦、皮膚、精神醫學、藥學等多學科的複雜的知識體系，中醫心理學是其重要組成部分。但在西學東漸文化背景下的中醫現代化進程中，中醫心理學的思想和臨床技術被嚴重地忽略了。事實上，缺少了中醫心理學的中醫體系是非常不完整的，以人為本的中醫人文主義精神恰好是中醫最精華的東西，是對現代醫學科學主義迷惘之病的最好醫治，復興中醫心理學應當成為當代中醫的重要任務之一。

奉行西化科學主義思想的人總要將中醫“科學化”和“現代化”，其實，我們也許首先更需要正確理解和闡釋傳統中醫學的原創思想，才談得上創新和發展。因此，對中醫學的理解和解釋不但需要多學科的協作，而且要擺脱單向度的科學主義對中醫現代化的消極影響。那種將中醫學僅僅當做工具來看待的所謂的“中醫現代化”觀點，只會斷送傳統中醫藥學的思想精華，而將中醫藥淪為化學藥物開發利用的資源庫。

二十世紀，德國哲學家胡塞爾（1859 – 1938 年）發現，西方科學和哲學執着於追求“理智邏輯的東西”，給自然界穿上了一件數學的外衣，而實際上卻使得研究遠離了人類的生活世界，全部哲學和科學工作一直都處於漂泊無根的狀況。由此，他認為，一切科學、一切理論、一切哲學都應該以從屬於之的生活世界的自明性為根基。我們應該直面於事情本身，不要為邏輯法則所累和拘束；要將根深蒂固的邏輯思維習慣“懸擱”起來，打破或消解邏輯法則對思維習慣的專橫統治，回歸到生活世界的地基上來，爭取思想的更自由的呼吸，達到對事物的"本質直觀"。

現在，我們驚奇地發現，歐洲哲學的這種精神追求在傳統中醫學那裏是何等地活靈活現地存在着和表現着。傳統中醫學的價值並不僅僅在於它的簡便價廉，更重要的是，它提供了另一種原創的思維模式和世界觀。傳統中醫的結構主義模型和學術範式，給現代醫學提供了一種可供比較和競爭的知識模型，這不僅是中國人的幸運，也是世界醫學發展難得的重要參考標杆。

具體説到中醫心理學，其理論基礎最早源於《黃帝內經》，經歷代醫家不斷完善，世代相繼，逐漸形成了一套較為完整的理論體系，並在文獻中留下許多經典的心理治療案例。本書從大量的古代中醫學典籍和史籍文獻中搜集、整理了一些較有代表性的中醫心理病案和名醫軼事，雖然只是很少的一小部分，但它卻像一扇窗口，展示着傳統中醫臨床心理治療的實踐智慧，以及其獨立於西方心理學的文化特質。

作為一篇"後記"，限於篇幅，本文不能對中醫心理學進行詳細而系統的介紹，只能結合我們這本書，就中醫養心調神的思想及其文化特質略述一二。希望讀者藉助本書和本文，能對中醫心理學，乃至中醫藥學的核心思想有個初步的了解與認知。

1、精神內守，病安從來——養心調神是人類健康醫學的本質要求。

中醫經典之祖《黃帝內經・素問》開篇就講了一段關於上古和中古時代人類壽命的傳説。黃帝問岐伯："我聽説上古時候的人，可以活到百歲而動作卻不顯衰老，為何現代的人年過半百就顯得老態龍鍾，是因為世道的差異？還是因為現代人的行為失誤造成的呢？”岐伯答道：“這是因為上古時代的人，懂得養生之道，遵循陰陽法則，調和養生的方法。做到飲食有節制，起居有規律，不恣意妄行，沒有不良嗜好，所以能實現形與神俱旺，活到天賦的自然壽命。而現代的人則不然，酒當水飲，以反常的生活方式作常態，醉酒行房，恣情縱慾，耗竭其精。還永不知滿足，不斷地放蕩自己，只求快樂，反其健康之道，起居作息毫無規律，所以人過半百就衰老了。”儘管這段話的真實性還有待考證，但這種關於生活態度和生活方式對健康有着決定性影響的認識，卻是非常正確和有遠見的。

對人類來説，是思想指導或決定着人的行為方式，如何實現健康的生活方式關鍵在於人的認識。對此，中醫理論以岐伯之口指出：“夫上古聖人之教下也，皆謂之虛邪賊風，避之有時，恬淡虛無，真氣從之，精神內守，病安從來。是以志閒而少慾，心安而不懼，形勞而不倦，氣從以順，各從其欲，皆得所願。”（《素問・上古天真論》）這就是説，要養成健康長壽的生活方式的核心在於：人要避免外界環境中的一切誘惑，心態平和，不驕不躁，心安而不懼，不為功名利祿所累，適度活動而不辛勞。

中醫認為，“五臟六腑，心為之主”，“心動則五臟六腑皆搖”，從現代精神神經內分泌學説的研究來看，人的精神活動的確可以通過神經和內分泌機制而與全身內臟機能產生千絲萬縷的聯繫。因此，對人類來説，養心調神絕非可有可無，而是人類保健的第一要務，是人類健康醫學的本質要求和特徵。

2、聖人不治已病治未病——從心開始是人病的重要特點。

人病與動物病患的最大區別在於人有思維和情志活動，

人會賦予病患某種意義。相對於生理穩態而言，認知和情志不僅變化在先，而且最易隨生活事件的影響而起伏。《靈樞·口問》中說："夫百病之始生也，皆生於風雨寒暑，陰陽喜怒，飲食居住，大驚卒恐。"可見中醫將情志失和、應激性事件和生活方式看成是除環境自然因素之外的主要病因。不僅如此，中醫還認為，人應該對這種情志失和擔負起某種責任，如《靈樞·本神》中說："血、脈、營、氣、精神，此五臟之所藏也。至其淫佚離臟則精失，魂魄飛揚，志意恍亂、智慮去身者，何因而然乎？天之罪與？人之過乎？"

在中醫理論看來，人類的許多疾病，尤其是心身疾病，幾乎都是從心的變化開始的。《靈樞·本神》指出："是故怵惕思慮者則傷神，神傷則恐懼流淫而不止。因悲哀動中者，竭絕而失生。喜樂者，神憚散而不藏。愁憂者，氣閉塞而不行。盛怒者，迷惑而不治。恐懼者，神蕩憚而不收。"《素問·舉痛論》進一步強調："怒則氣上，喜則氣緩，悲則氣消，恐則氣下，驚則氣亂，勞則氣耗，思則氣結。"而情志除了會致病外，其對機體臟腑功能和治療效果也具有重大的影響。例如，《素問·痿論》中對心身疾病從精神壓抑到不良行為，再到患病的過程觀察尤其仔細："思想無窮，所願不得，意淫於外，行房太甚，宗筋弛縱，發為筋痿，及為白淫。"西醫將這種由心理因素為主所導致的軀體疾病稱為一次性心身疾病。

與西方心理學主要強調中樞神經系統對軀體功能下行性影響所不同的是，中醫心理學同時還注意到了臟腑功能對情志狀況的上行性影響。如《素問·陰陽應象大論》中說："人有五臟化五氣，以生喜怒悲憂恐。"《靈樞·本神》中說："肝藏血，血舍魂，肝氣虛則恐，實則怒。脾藏營，營舍意。心藏脈，脈舍神，心氣虛則悲，實則笑不休。肺藏氣，氣舍魄。腎藏精，精舍志，腎氣虛則厥，實則脹。”臨床心理學將這種軀體變化在先，情志變化隨後的病患稱為二次性心身疾病。

對人類來說，臟腑生理機能與大腦的心理活動幾乎總是相互影響的，因此，“形神兼治”成為中醫整體治療思想的基本內涵。現代神經心理學關於“精神——神經——內分泌”的研究和心身醫學關於心身疾病的流行病學調查都已為中醫未病從心開始的觀點提供了堅實的證明。

《靈樞・玉版》中說：“聖人自治於未有形也，愚者遭其已成也。”如果說諸臟腑之病為已成的有形之疾患的話，那麼，一個人的認知模式和情緒狀況也會先見於三部九候之氣，而高明的醫生可以盡早進行調節而預防之。

3、神者，正氣也——養生和治療必本於神。

《素問・刺法論》中說：“正氣存內，邪不可干。”所謂正氣，不僅僅是指生物的免疫能力，而且包括堅強的意志和樂觀的情緒等心理因素。中醫認為，患病的過程就是正邪相爭的過程，神是人正氣的核心要素，神具有統攝人的情緒和生活方式等功能，在健康維護中佔有核心地位。如《靈樞・小針》中說：“神客者，正邪共會也。神者，正氣也。客者，邪氣也。”《靈樞・口問》進一步指出：“心者，五臟六腑之主也；心動則五臟六腑皆搖。”《靈樞・本藏》也說：“志意者，所以御精神，收魂魄，適寒暑，和喜怒者也。”若神不守舍，則正氣自傷，邪氣自入。

認知能力和堅強的意志是人所以為人的高貴之處，是人能更好地適應環境和改造環境的進化機制。所以，調神應該成為治療“人病”的基本原則。只要做到調神在先，就能實現

《靈樞・本藏》所説："志意和則精神專直，魂魄不散，悔怒不起，五臟不受邪矣。"由此可見，治未病必須從心開始，而調神即在於精神內守，使神內藏而靜。

調神除了矯治錯誤的認知之外，知其所以然，認識自己所病之由來，放棄對功名利祿和身體健康的執着關注也是十分重要的。從另一個角度來看，這一理論也強調了中醫常説的："下醫醫病，中醫醫人，上醫醫國。"即一個合格的醫生首先應該是懂得心理的醫生，而不應將臨床心理技能僅僅只是當做心理專科才有的專長。

4、病不癒在於神不使——治未病要以患者為本，醫生為標。

古諺云："有病不治，常得中醫。"如何理解這一古諺？在《素問・移精變氣論篇》中，黃帝曾問岐伯："我聽説古時候治病，只要使用一種祝由的方法，幫助患者移精變氣就可以了。為何當代治病，儘管藥物治其內，針石治其外，疾病還是有的痊癒，有的不癒？"岐伯解釋說："古人生活簡單質樸，內無眷慕之心累，外無伸宦之形，心境淡泊，所以治療僅僅使用祝由的方法移精變氣就可以了。然而當今之世卻不然，內心為憂患所累，外為操勞傷其形，又不順從四時之自然規律生活，所以小病必甚，大病多死，僅用祝由的方法就已經不能奏效了。"這裏所説的"祝由"即用述説病由，或禁法、咒法、祝法、催眠、符法、暗示和音樂、舞蹈等非藥物、針灸的方法來治療疾病的一類手段。祝由不僅是古時的一種心理治療方法，甚至還是一個學派和臨床科室，在唐代太醫署中咒禁科是與醫科、針科、按摩科並列的四大臨床科室；到元明之際，祝由科是太醫院的十三科之一。

王冰曾在註釋"祝由"一術時説："夫志捐思想，則內無眷慕之累；心亡願欲，故外無伸宦之形。靜保天真，自無邪勝。是以移情變氣，無假毒藥，祝說病由，不勞針石而已。”可見，祝由尤其適合心理疾病和心身疾病的治療。通過敍說分析病因原由，釋放壓抑的情緒，消解內心的矛盾，放棄不切實際的過高期望，將具有事半功倍的效果。可以認為，祝由是一種實現將潛意識轉化為意識的中國式的精神分析療法。

為何時代愈古，治療疾病的手段反而更為簡單和心理學化，甚至只是用告知病之緣由的認知療法和暗示療法即可痊癒？《素問・湯液醪醴論篇》中對此作了回答，黃帝問：“為何上古時良醫雖然製作了藥湯卻只是備用而已，而當下即使是服用了湯液醪醴也未必見病癒？”岐伯回答說：“那是因為當下和上古之世相比，社會的道德稍衰，人的嗜慾無窮，內心憂患不止，精神浮躁不安。”岐伯認為，治病之道，針石是手段，病人才是根本，而醫生不過是協作的配角而已，所謂“病為本，工為標。”如果在疾病治療過程中，患者只是被動地接受醫生給予的治療，而自己“神不使”，即精神不振，意志不堅，自己不參與，不努力，那麼，疾病就難癒了。如《素問・湯液醪醴論》所說：“精神不進，志意不治，故病不可癒。”想想當今社會，與岐伯所說的情形是何其相似，人們治病寧肯依賴層出不窮的新藥和新手術，也不願意發揮自己強大的意志力量；寧願相信那些所謂的專家，也不願意親自去實踐運動一下；寧願服用那大量的維生素，也不情願多吃五穀、五果和五菜，不願放棄那種快務其心，但卻使自己“精壞神去”的生活方式。時光雖然已越過幾千年，但古人的忠告還是令現代人汗顏的。

可見，“有病不治，常得中醫”是指患者首先應充分發揮自己在治病過程中的主動性和積極性，所謂“得神者昌，失神者亡。”患者自我戰勝疾病的意志、信心和樂觀的精神是人類應對疾病的武器，而不應當做可有可無的東西。

5、診有三常——知道甚麼人患病與知曉所患甚麼病同等重要。

傳統中醫早已將詢問患者的生活境遇、應激事件及其所帶來的心理影響作為診療常規。《素問・疏五過論》中就說：“診有三常，必問貴賤，封君敗傷，及欲侯王。故貴脱勢，雖不中邪，精神內傷，身必敗亡。始富後貧，雖不傷邪，皮焦筋屈，痿躄為攣。”中醫認為，生活境遇不良和應激刺激都可能成為病因。如李梴在《醫學入門》中認為：“所處順，則性情和氣血易調，所處逆，則氣血鬱。”李中梓在《醫宗必讀・富貴貧賤治病有別論》中也説：“大抵富貴之人多勞心，貧賤之人多勞力。”

為了很好地與病人溝通，了解其心理狀況，《靈樞・師傳》中要求醫生將“入國問俗，入家問諱，上堂問禮，臨病人問所便。”作為一種診療規範。《素問・移精變氣論》還要求問診時應“閉戶塞牖，係之病者，數問其情，以從其意。”中醫診療時的這些守密規則和問診內容，與現代醫學心理諮詢的要求完全一致。

中醫高度個性化的診治思想還突出體現在用“陰陽五態”之説指導辨證施治。《靈樞・通天》中說：“有太陰之人、少陰之人、太陽之人、少陽之人、陰陽和平之人，凡五人者，其態不同，其筋骨氣血各不等。”此外，中醫還有陰陽氣質分類、五行氣質分類、勇怯分類、肥瘦體形分類等多種關於個性差異的學説。中醫對各種類型人的體形、行為習慣、生理和病理特點、氣質、性格等心理特點都一一作了描述，與西方心理學的有關個性、氣質理論相比，亦有許多共通之處。但中醫人格學説的最大特點是其綜合性，即各種人格對應於一定的體形、生理特點及其病理特點和相應的治療原則，具有明顯的臨床實用性。俗話説：“一把鑰匙開一把鎖”，調神絕不可能所有的人用機械統一的方案。知道人有陰陽五態不同，性格、氣質各異，是調神和治未病的先決條件。中醫認為，人之疾病可因人的體質、生活習慣、氣質、性格等差異而出現“從化”、“轉化”等複雜的個性化現象，因此養心調神的方法必須因人而異，靈活機動。

6、得神者昌——改變認知，七情中和，多法相參是永恆的治則。

人是一種具有自我意識的動物。認知可以改變情緒和行為是現代心理學的基本原理，人之所以具有消極的情緒反應和不良的生活方式，與其認知模式、人生觀和價值觀具有密切的關係。因此，治未病就必須喚起當事人自己的健康意識，調整認知方式。《靈樞・師傳篇》中清楚地表達了這一矯正認知的心理學方法：“王公大人，血食之君，驕恣從慾輕人，而無能禁之。禁之則逆其志，順之則加其病，便之奈何？治之何先？岐伯曰：‘人之情，莫不惡死而喜生，告之以其敗，語之以其善，導之以其所便，開之以其所苦，雖有無道之人，惡有不聽者乎？’”這就是説要利用人人惡死而樂生的本性，向當事人陳述不良生活方式的利弊，引導重建合理的認知，勸導其消除不良的行為方式，梳理其壓抑和消極的情緒，調動當事人自覺參與養生保健的主動性與積極性。與中醫的認知療法相比，西方認知行為療法大至在上世紀 20 年代才正式在臨床上開始實施。

“情志相勝療法”也是中醫心理學的特點之一。中醫認為，不同的情志之間具有相互制約的作用，某種異常的情緒，可以另一種相勝的情緒來加以制約或矯治，即有悲勝怒、恐勝喜、怒勝思、喜勝憂、思勝恐的規律。張子和在《儒門事親》一書中將這種情志相勝法進一步改造為一種更具可操作性的語言療法，即“悲可以治怒，以愴側苦楚之言感之；喜可以治悲，以謔浪褻狎之言娛之；恐可以治喜，以迫遽死亡之言怖之；怒可以治思，以污辱欺罔之言觸之；思可以治恐，以慮彼志行之言奪之”。在中醫心理學看來，情緒沒有好壞之分，只有過度與不及之別，即使是那些怒與悲等被西方心理學認為是消極的情緒也常被中醫家當作醫治其他過度情緒的治療要素。這一理論充滿了辨證法的智慧。

中醫也早有通過針灸和藥物來治療精神疾患等多種治法。如《靈樞•癲狂》篇中介紹了針灸療法：“癲疾始生，（針刺）取手太陰、陽明、太陽，血變而止。”《素問•病能論》中介紹了專用的方劑：“有病怒狂者，使之服以生鐵落為飲。”《素問•病能論》中則介紹了獨特的飢餓療法：“有病狂者，奪其食即已。”與現代胰島素療法不期相似，異法同功。

總而言之，中醫心理學強調人的存在決定意識；強調臟腑功能狀況與情態的互動關係；強調情緒之間的制衡關係；強調個性與生理、病理及治則相聯繫；強調從形體和行為特點中判斷個性品質；強調病因辨證的深度精神分析與辨證治療的結合等臨床心理學思想和方法，既具有濃厚的中國文化特質，也具有在現代科學意義上探索的無限前景。

主要參考資料

古代文獻

戰國・佚名《黃帝內經》人民衛生出版社，2005 年
戰國秦・呂不韋《呂氏春秋》中華書局，2009 年
東漢・應劭《風俗通義》中華書局，2010 年
晉・佚名《列子》中華書局，1979 年
南朝宋・范曄《後漢書》中華書局，1974 年
南朝宋・劉義慶《世説新語》中華書局，1984 年
唐・李延壽《南史》中華書局，1975 年
北宋・歐陽修《歐陽永叔集》商務印書館，1943 年
北宋・趙令畤《侯鯖錄》中華書局，2002 年
南宋・張杲《醫説》（邵伯溫《邵氏聞見錄》卷二十九）中華書局，1983 年
南宋・許叔微《普濟本事方》上海科學技術出版社，1959 年
金・張子和《儒門事親》人民衛生出版社，2005 年
元・脱脱《遼史》中華書局，1974 年
元・朱震亨《格致餘論》人民衛生出版社，2005 年
元・戴良《九靈山房集》江蘇廣陵古籍刻印社，1983 年
明・徐春甫《古今醫統》人民衛生出版社，1991 年
明・江瓘《名醫類案》人民衛生出版社，2005 年
明・萬全《幼科發揮》中國中醫藥出版社，2007 年
明・張景岳《類經》學苑出版社，2005 年
明・張景岳《景岳全書》科學技術文獻出版社，1996 年
清・魏之琇《續名醫類案》人民衛生出版社，2000 年
清・俞震《古今醫案按》遼寧科學技術出版社，1997 年
清・李用粹《證治匯補》中國中醫藥出版社，2005 年
清・張廷玉《明史》中華書局，1974 年
清・陳夢雷《古今圖書集成・醫部全錄》人民衛生出版社，1962 年
清・王瑞慶《南部縣誌》四川人民出版社，1994 年
清・採蘅子《蟲鳴漫錄》新文化書社，1934 年
清・小橫香室主人《清朝野史大觀》中央編譯出版社，2009 年
清・劉獻廷《廣陽雜記》中華書局，1957 年
丹波元胤（日）《中國醫籍考》人民衛生出版社，1956 年

當代醫籍

楊文儒、李寶華《中國歷代名醫評介》陝西科學技術出版社，1980年
張伯臾《中醫內科學》上海科學技術出版社，1985年
王米渠《中醫心理治療》重慶出版社，1986年
王米渠《中醫心理學》湖北科學出版社，1986年
錢遠銘《經史百家醫錄》廣東科技出版社，1986年
龍月雲《古代名醫的學風與建樹》湖南科學技術出版社，1988年
張雨新《行為治療的理論和技術》光明日報出版社，1989年
李劉坤《怪病奇醫》三聯書店，1991年
江光榮《心理諮詢與治療》安徽人民出版社，1995年
邱鴻鐘《臨床心理學》廣東高等教育出版社，2001年
田德祿《中醫內科學》人民衛生出版社，2002年
鄭懷林《情志療法》中國中醫藥出版社，2002年
孫廣仁《中醫基礎理論》中國中醫藥出版社，2002年
董湘玉、李琳《中醫心理學基礎》北京科技大學出版社，2003年
周仲瑛《中醫內科學》中國中醫藥出版社，2003年
劉新民、李建明《變態心理學》安徽大學出版社，2003年
鄭雪《人格心理學》廣東高等教育出版社，2004年
張伯華《中醫臨床心理治療學》北京科學技術出版社，2004年
龍子江、宋建國《精神藥理學》安徽大學出版社，2004年
邱鴻鐘《大學生心理健康教育》廣東高等教育出版社，2004年
江開達《精神病學》人民衛生出版社，2005年
孟昭蘭《情緒心理學》北京大學出版社，2005年
張仲明、李世澤《心理診斷學》西南師範大學出版社，2005年
邱鴻鐘《音樂的精神分析》暨南大學出版社，2006年
崔光成、邱鴻鐘《心理治療學》北京科學技術出版社，2006年
錢超塵等《張子和研究集成》中醫古籍出版社，2006年
胡佩誠《心理治療》人民衛生出版社，2007年
董湘玉《中醫心理學》人民衛生出版社，2007年
郝志《中醫心理治療學》人民衛生出版社，2009年
邱鴻鐘《醫學心理學》中國中醫藥出版社，2010年

商務印書館 讀者回饋咭

請詳細填寫下列各項資料，傳真至2565 1113，以便寄上本館門市優惠券，憑券前往商務印書館本港各大門市購書，可獲折扣優惠。

所購本館出版之書籍：________________

購書地點：________________ 姓名：________________

通訊地址：________________

電話：________________ 傳真：________________

電郵：________________

您是否想透過電郵或傳真收到商務新書資訊？ 1□是 2□否

性別：1□男 2□女

出生年份：________年

學歷： 1□小學或以下 2□中學 3□預科 4□大專 5□研究院

每月家庭總收入：1□HK$6,000以下 2□HK$6,000-9,999
3□HK$10,000-14,999 4□HK$15,000-24,999
5□HK$25,000-34,999 6□HK$35,000或以上

子女人數（只適用於有子女人士） 1□1-2個 2□3-4個 3□5個以上

子女年齡（可多於一個選擇） 1□12歲以下 2□12-17歲 3□18歲以上

職業： 1□僱主 2□經理級 3□專業人士 4□白領 5□藍領 6□教師 7□學生
8□主婦 9□其他

最多前往的書店：________________

每月往書店次數：1□1次或以下 2□2-4次 3□5-7次 4□8次或以上

每月購書量：1□1本或以下 2□2-4本 3□5-7本 2□8本或以上

每月購書消費：1□HK$50以下 2□HK$50-199 3□HK$200-499 4□HK$500-999
5□HK$1,000或以上

您從哪裏得知本書：1□書店 2□報章或雜誌廣告 3□電台 4□電視 5□書評/書介
6□親友介紹 7□商務文化網站 8□其他（請註明：________________）

您對本書內容的意見：________________

____

您有否進行過網上購書？ 1□有 2□否

您有否瀏覽過商務出版網（網址：http://www.commercialpress.com.hk）？1□有 2□否

您希望本公司能加強出版的書籍：1□辭書 2□外語書籍 3□文學/語言 4□歷史文化
5□自然科學 6□社會科學 7□醫學衛生 8□財經書籍 9□管理書籍
10□兒童書籍 11□流行書 12□其他（請註明：________________）

根據個人資料「私隱」條例，讀者有權查閱及更改其個人資料。讀者如須查閱或更改其個人資料，請來函本館，信封上請註明「讀者回饋咭-更改個人資料」

請貼
郵票

香港筲箕灣
耀興道3號
東滙廣場8樓
商務印書館（香港）有限公司
顧客服務部收